山东省"中医中药中国行——中医药健康文化推进行动"项目

山东省高校思想政治工作精品项目

山东省中医药"三经传承"项目

《跟我学中医》丛书

丛书主编　王文娟

中医的奥秘

主　编　苏娜娜　卢　甜　李瑞国

全国百佳图书出版单位

中国中医药出版社

·北京·

图书在版编目（CIP）数据

中医的奥秘 / 苏娜娜，卢甜，李瑞国主编 . —北京：
中国中医药出版社，2021.5
（跟我学中医丛书）
ISBN 978-7-5132-6241-5

Ⅰ . ①中… Ⅱ . ①苏… ②卢… ③李… Ⅲ . ①中国医
药学—基本知识 Ⅳ . ① R2

中国版本图书馆 CIP 数据核字（2020）第 092008 号

中国中医药出版社出版

北京经济技术开发区科创十三街 31 号院二区 8 号楼
邮政编码　100176
传真　010-64405721
河北新华第二印刷有限责任公司印刷
各地新华书店经销

开本 880×1230　1/32　印张 6.25　字数 100 千字
2021 年 5 月第 1 版　2021 年 5 月第 1 次印刷
书号　ISBN 978 - 7 - 5132 - 6241 - 5

定价　42.00 元
网址　www.cptcm.com

服 务 热 线　010-64405720
购 书 热 线　010-89535836
维 权 打 假　010-64405753

微信服务号　**zgzyycbs**
微商城网址　**https://kdt.im/LIdUGr**
官 方 微 博　**http://e.weibo.com/cptcm**
天猫旗舰店网址　**https://zgzyycbs.tmall.com**

如有印装质量问题请与本社出版部联系（010-64405510）

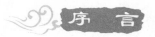

序言

2019年10月25日，全国中医药大会在北京召开。会上传达学习了习近平总书记重要指示："中医药学包含着中华民族几千年的健康养生理念及其实践经验，是中华文明的一个瑰宝，凝聚着中国人民和中华民族的博大智慧。"

中医药学是中华民族的伟大创造，是中国古代科学的瑰宝，也是打开中华文明宝库的钥匙，为中华民族的繁衍生息做出了巨大贡献。人民群众喜欢中医药，信赖中医药，因此更加渴求中医药知识，更加盼望能在生活中运用中医药，强身健体，益寿延年。

没有全民健康，就没有全面小康。正因如此，中医药工作者有责任、有义务传承、创新、发展中医药，传播中医药健康理念，打牢打实中医药的群众基础，扩大中医药的社会影响力，不断满足广大人民群众日益增长的对中医药知识的需求，为实现中医药事业全面、协调、可持续发展奠定良好的基础。

在《中共中央国务院关于促进中医药传承创新发展的意见》颁布和《中华人民共和国中医药法》实施近三周年之际，山东省中医药管理局根据社会需求，组织山东中医药大学专家编撰了这套《跟我学中医》科普丛书，目的是把祖先留给我们的宝贵财富继承好、发展好、利用好，使人民群众"在普及的基础上提高运用中医药防病治病能力"，真正实现人民群众对中医药认识水平和接受程度的逐步提高，让中医药知识、中医药文化更好地在人民群众中落地生根、开花结果，让中医药为人类卫生事业做出更大贡献。

仔细翻阅本套丛书，不难发现三个方面特点。

一是科普特色。文字非常浅显，通俗易懂，让没有中医药知识基础的人也能够看明白、读得懂。

二是图文并茂。以生动的图画展现中医药知识，直观形象，使知识点易学易会。

三是齐鲁特色。齐鲁中医药名家荟萃，道地药材众多。本书选取内容多和齐鲁相关，亲和力强，切实可行。

中医药振兴发展已迎来了天时、地利、人和的大好时机，发展中医药使命光荣、责任重大，中医药科普及中医药文化传播任重而道远，让我们一起传承中医国粹、传播优秀文化，为促进中医药振兴发展、保护人民健康、建设健康中国、实现中华民族伟大复兴的中国梦贡献力量。

武继光

2021 年 3 月

编写说明

　　中医药学作为中华文明的瑰宝，其健康养生理念和实践经验，为中华民族的繁衍生息做出了巨大贡献。随着我国健康领域改革发展的推进，人民健康水平不断提高，"健康中国"理念深入人心。

　　人们对健康的追求日益热烈，中医药文化影响力不断增强，古老的中医学焕发了更加迷人的风采和更加蓬勃的生机。但是古老的中医学也因其理论博大精深，语言深奥晦涩，让很多想了解中医、学习中医的人望而却步。当前很多老百姓对中医的认识较浅，但是需求却越来越高，因此，我们想在科普中医方面做出绵薄贡献，尽力把中医药知识通俗易懂地传递给更多的人。科普中医，一本系统的中医基础理论入门读物是必需的，这本《中医的奥秘》应运而生。

　　本书以中医理论为指导，内容涵盖中医哲学基础、中医学对正常生命现象的认识，中医学对疾病的认识和治病原则等中医基本知识，是《跟我学中医》丛书的基础，希望读者通过阅读该书对中医学有一个基本了解。

本书编委具有深厚的文化底蕴、专业的中医药知识，文字功底扎实。编写过程中，尽量用通俗易懂、又不失"中医味"的语言阐释中医学的基本理论，并配合原创漫画插图，帮助读者理解中医基础理论的难点和重点，并提升阅读乐趣。但要将专业的中医知识用老百姓读得懂的语言表达出来，既要跳出专业用语的思维惯性，又要精准讲述并不是一件容易的事，还需不断完善。

希望《中医的奥秘》可以为广大病友及中医爱好者了解中医、传承国粹、防病强身提供帮助，为健康中国建设贡献力量。

本书获得山东省中医药管理局和山东省委教育工委大力支持，为推广中医药科普知识，满足大众对中医养生知识的需求而作，是山东省"中医中药中国行——中医药健康文化推进行动"项目、山东省高校思想政治工作精品项目、山东省中医药"三经传承"项目。

《中医的奥秘》编委会

2021 年 4 月

目　录

第一章

步入中医殿堂

第一节　漫漫中医路

谈及中医，相信大家对这个人不会感到陌生，那就是扁鹊。

相传，有一次扁鹊路过虢国时，碰巧遇到当地百姓举行祈福消灾的仪式，便问当地人发生了什么，原来是当今太子半日前过世了。扁鹊在问明情况后，认定太子所患之疾不过是一种令人突然昏倒，不省人事的疾病——"尸厥"罢了，这种病发病时鼻息微弱，形寒肢冷，因此看起来像死去了一样。

扁鹊亲自到太子府上察看后，用针石刺太子的百会穴，又为他开具了药力能入体五分的药方。一番诊治后，太子竟然坐了起来，继之令其服用平补阴阳的汤药。过了两日，太子即恢复到与常人一般。从此，天下盛传扁鹊是"神医"，能够令人"起死回生"，但扁鹊却说，他所做的并不是救活死人，而是把还有一线生机的人治愈罢了。

然而，即便医术高明如扁鹊，行医治病也秉持着自己的原则——即"六不治"。一，嚣张跋扈，倚仗权势的人不治；二，贪图钱财，轻视性命的人不治；三，暴饮暴食，饮食失节的人不治；四，患顽疾但不早求医的不治；五，身体虚弱乃至不能服药的人不治；六，相信巫术却不相信医道的不治。

说到这里，令人不禁为博大精深的中医文化感叹。下面我们就沿着中医学的历史长河向前追溯，体会中医药传统文化的魅力吧。

中华传统医药文化是中国传统文化的精髓，有着数千年的发展历史。中医药文化根植于我国人民长期的农业生产和日常生活中，通过观察人体的生理及病理现象，总结出了一套关于疾病的诊断、治疗乃至预防调摄和预后转归的思路和经验。

早在远古时代，我们的祖先就从日常劳作、饮食起居和与疾病的抗争中积累了丰富而宝贵的用药经验。例如，人们发现在食用某些动、植物后，能够不同程度地减轻甚至消除疾病和痛苦，伴随着对这些特定食材的深入认识和广泛应用，逐渐形成了今天我们所说的"药食同源"思想的雏形。在这些经验和思想的影响下，人们开始主动地、有意识地寻找能够防治疾病的药物和方法，于是出现了"神农尝百草""臾区划五行"等流传至今的传说。

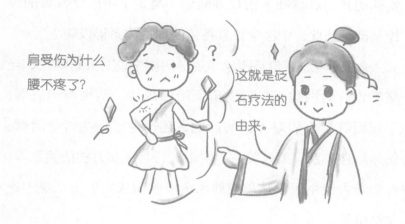

　　我们的祖先在烧火取暖时发现用树皮、兽皮等包裹住被烧热的石土放在身体局部可以达到消除病痛的效果，于是渐渐演化形成了热熨法；人们在使用石器进行生产劳作时不慎刺伤身体某一部位，却意外地发现身体其他部位的病痛得以缓解，从而创造了砭石疗法和骨针疗法。随着人们认识的深入和治疗经验的累积，针刺疗法逐渐形成并发展成熟。

　　春秋战国时期，社会动荡不安、战乱频繁，各国在政治、经济、文化上均取得了显著的进步，学术思想十分活跃。在这一时期，我国现存最早的中医学理论专著——《黄帝内经》问世，这本书对春秋战国时期以前的医学成就和诊疗经验进行总结，系统阐释了人体的生理、病理现象及疾病的预防、诊断、治疗等问题，奠定了中医学发展的理论基础。从此，中医学独具特色的理论体系得以确立。

《黄帝内经》包括藏象学说、阴阳学说、五行学说、经络学说、病因病机学说、辨证治疗规律、治则与治法等，不仅回答了人们对人体的问题，还讨论了一些哲学问题，例如形神关系、天人关系、阴阳五行与人和万物的关系等，标志着古代中医学从单纯的临床经验积累发展至系统理论总结阶段。

相传由医宗扁鹊所著的《难经》，是一部能与《黄帝内经》相媲美的医学典籍，该书对《黄帝内经》进行了一定的补充，两书同为指导后世医家临床实践的理论基础。扁鹊（公元前 407—前 310 年），姬姓，秦氏，名缓，字越人，又号卢医，是春秋战国时期名医，扁鹊的故乡即现山东省济南市长清区。扁鹊精通内、外、妇、儿、五官等科，精于运用望、闻、问、切四诊（尤其是望诊和切诊）来诊断疾病，善于运用针刺、热熨、按摩、汤液等治疗方法治疗疾病，因医术高超、医德高尚，被后人尊称为"医宗"，又因其为中医学开山鼻祖，被后人所敬仰，有"医祖"

之称。

秦汉时期，随着交通运输条件的进步，少数民族地区和偏远地区的药材（如犀角、羚羊角、琥珀、麝香、龙眼、沙棘、荔枝核等）输往内地，逐渐被内地医家所采用。现存最早的药物学专著——《神农本草经》，就是经秦汉时期医家搜集、整理、总结后编撰而成的，该书对汉代以前的中药学知识进行了总结和归纳，详细记载了365种药物，论述了四气五味、寒热温凉、七情和合等中药学理论，对后世医家安全、合理、高效地运用药物具有一定的指导作用。

东汉末年，张仲景在其专著《伤寒杂病论》中对外感热病（包括瘟疫等传染病）的诊断思路及治疗方法进行了详细论述，还介绍了内伤杂病的病因病机、辨证规律、诊断方法、治疗原则等。后世医家将该书分成两个部分，即《伤寒论》和《金匮要略》，全书共载方剂269首，基本涵盖了临床各科的常用方，有"方书之祖"之美誉，后人尊称张仲景为"医圣"。

隋唐时期，中医学得到了迅猛的发展，隋代医家巢元方等人共同编著的《诸病源候论》一书，是中医学发展史上第一部病因病机证候学专著。唐代医家孙思邈在《备急千金要方》《千金翼方》两书中对内、外、妇、儿等临床各科治疗思路和针灸疗法、食疗、预防保健方法等均做了详细论述，集唐代以前方书之大成。

宋金元时期，中医药文化发展进入鼎盛时期，政府高度强调中医学教育的重要性，设立了"太医局"和"校正医书局"等专门机构，用于推进中医在民间的传播和发展。宋代针灸医家王惟一设计并铸造了享誉国内外的针灸铜人，不仅是我国最早的医学教学模型，在世界医学教育史上也具有划时代的意义。陈无择在《三因极一病证方论》中提出了病因学领域著名的"三因学说"，将各种致病因素简明扼要地归纳为内因、外因和不内外因。钱乙所著的《小儿药证直诀》对小儿娇弱、容易遭受外邪侵袭的生理病理特点进行总结概括，开创了脏腑证治的先河。

金元时期出现了几个极具代表性的医学流派，其中刘完素、张从正、李杲、朱丹溪四人被后人尊称为"金元四大家"。刘完素认为，人的各种情志过极均会化为"内火"，提出了"六气皆从火化"的观点，临床用药多以寒凉为主，后世医家称其为"寒凉派"；张从正提出了用"汗、吐、下"三种方法祛除病邪的理论，认为病因邪起，因此祛邪可以扶正，被后人称为"攻邪派"；李杲师承于张元素，主张脾胃病是内伤百病的起源，因此在临床上多使用补养脾胃的方药，后人称其为"补土派"；朱丹溪认为人一身之气可划分为阴阳二者，其中阳气常有余、而阴气常不足，并在此基础上提出了"相火论"，在治疗疾病时擅长运用滋阴降火之方药，后世医家称其为"滋阴派"。刘、张、李、朱四家学说均从不同角度实现了对中医学理论与实践的突破和创新，在中医学发展史中具有里程碑的意义。

　　明清时期是中医学理论的集大成时期，各家理论在交流碰撞中得以融会贯通，大量医学丛书相继问世，对中医学理论体系进行了丰富和完善。明代张介宾、赵献可等医家创新了"命门"这一概念及功能的认识，强调"命门之火"在预防疾病、养生保健中的重要作用，命门学说的提出为中医学藏象学说乃至临床各科的发展均产生了巨大的影响，对后世中医学者具有一定的指导意义。明代李时珍撰写的《本草纲目》一书载有药物 1892 种，收录附方10000 余首，推动了中国乃至世界药物学的发展，李时珍也因此享有"东方世界的达尔文"之美誉。

　　明代医家吴又可及清代医家叶天士、薛生白、吴鞠通逐步完善外感温热病的理论与实践，吴又可编著的《温疫论》、叶天士撰写的《温热论》、薛生白编写的《湿热条辨》

和吴鞠通的《温病条辨》均使温病学说得到进一步的完善与发展。清代王清任在《医林改错》一书中指出并改正了古代医籍中关于人体解剖学方面的错误，论证了许多前人未能肯定的观点，创制多首治疗瘀血病证的方剂，使中医学瘀血理论得到进一步发展。

这一时期，社会上涌现出大量中药商铺，其中，创始于明嘉靖二十年（公元 1541 年）的广誉远是中医药发展史上现存最早的"中华老字号"企业。"中国四大药堂"北方药局"同仁堂"、南方药局"胡庆余堂"、西北药局"时济堂"、广东药局陈李济"杏和堂"均是现存较为知名的老字号中药堂。

近代，战火频频、硝烟四起，伴随着社会制度的变更和西方医学的引入，中医学科的发展举步维艰。尽管如此，中医学仍然在西方科技文化和战乱的夹缝中得以生存和传承，并且呈现出新旧并存的局面。一方面，近代中医学者对前人的学术成果和经典学说进行了系统的整理和总结，如曹炳章于 20 世纪 30 年代编写的《中国医学大成》，就是一部集古今中医学之大成的著作；另一方面，以张锡纯、唐宗海为代表的中西汇通学派医家提出既要弘扬传统中医文化的精髓，又要引进西方先进的诊疗技术，其中《医学衷中参西录》

《中西汇通医经精义》均是中西汇通学派的代表作。

新中国成立后，中医学发展面临着机遇与挑战并存的局面，为满足人民群众日益增长的医疗保健需要和时代发展对医疗卫生条件提出的新要求，各省（市、自治区）相继成立了中医学院及中医医院，并组织开展了一系列的古代经典医学文献的收集和整理工作，中医学得以健康、稳定发展。

当下，中医药文化在世界范围内的影响力日益增大，中医医疗手段、中医科研产品逐步走向世界。2016 年 2 月，政府出台了《中医药发展战略规划纲要（2016—2030 年）》，将中医学发展提升至国家战略高度。2017 年 7 月，首部《中医药法》正式颁布，为中医药事业的传承和发展提供了坚实的法律保障。

未来，秉承着"继承与创新并重、多学科相结合"的理念，我国中医药事业将迎来更加光明的发展前景。

第二节　中医大不同

中医学和注重微观、直来直去的西医学有很大的不同，它的理论体系具有两大主要特点，就是整体观念和辨证论治。

中医学的整体观念，强调对于人体自身、人与自然及社会环境之间联系的认识，是中医学理论体系的指导思想。起源于中国古典哲学"万物同源"和"普遍联系"的观点，在此基础上，中医学的整体观念坚持以人为中心，深入揭示了人体自身的整体性、人与自然环境的统一性、人与社会环境的统一性等问题，并贯穿中医学理论的各个方面。在这一思想的指导下，形成"人－环境－心理"医学模式。反观西医看待疾病的视角，缺乏整体观，以缓解症状为主，并未真正治疗疾病的"根本"，所以西医治疗总是按下葫芦浮起瓢。

辨证论治，又称辨证施治，指运用中医学理论对临床资料进行分析，进一步确定证型及相应的治则、治法、方药并付诸实施，是运用中医学理论诊断和治疗疾病的基本原则。辨证，指在中医学理论指导下对中医四诊（即望、闻、问、切）所得临床资料进行剖析和处理，进而了解病变本质并确定其临床证型的过程，包括辨病因、辨病位、辨病性、辨病势等；论治，指医者根据辨证所得结论进一步明确相应的治疗原则与方法并指导用药的过程，即采取恰当的措施处理疾病，包括因证立法、随法选方、据方施治三个步骤。相较而言，西医的治疗方法具有一定的机械性，讲究"同病同治"，把人体看作一台运行的机器，把疾病看作是这台"机器"运行时出现的故障，但是却忽略了机器出现故障的原因具有差异性，而人体显然比机器更复杂。

第二章

万物之本——阴阳五行

第一节　中医学的奠基石——阴阳学说

你了解机体的阴阳吗？

阴阳学说，是中医学的理论基础，贯穿生命体的各个层面。从表面来看，阴和阳是相互对立的，是代表不同性质的对立面；从更深的层面来看，阴阳是对具有相互联系的事物或现象对立属性的描述。人体是一个有机的整体，脏腑器官、形体组织及其所在部位和功能可划分为阴阳，认识并了解机体的阴阳对疾病的诊治具有重要的意义。

脏腑、形体、组织的阴阳是根据其所在位置和功能性质划分的。就人体的脏腑、形体、组织所在位置来说，位置靠近上部的为阳，位置靠近下部的为阴；机体表面为阳，机体内部为阴；腰背部的阴阳划分为腹部为阴，背部为阳；四肢划分阴阳的规律为四肢内侧为阴，外侧为阳。根据脏腑本身性质和功能划分阴阳，五脏主藏精气，属于里，故为阴；六腑传化谷物，属于表，故为阳。阴阳是对立统一的，阴阳之中复有阴阳，所以脏腑、形体、组织在所属阴阳的基础上还可以再分阴阳。如五脏属阴，但可再分阴阳，五脏中的心肺位置比较靠上而属于阳，其中心属火，其作用为温煦，则为阳中之阳脏；肺属金，肃降为其主要的功能，故属阴，为阳中之阴脏。肝、肾、脾的位置比较靠下，故属阴，其中肝属木，主升发、条达，为阴中之阳；肾属水，主闭藏，为阴中之阴；脾属土，在中焦，为阴中之至阴。体表组织再分阴阳，在外的皮肉属阳，在内的筋骨属

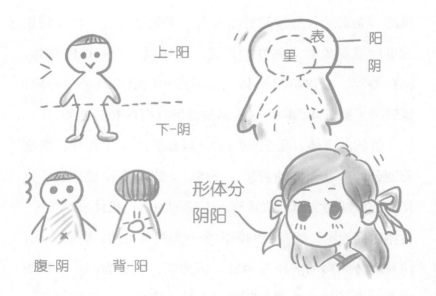

上-阳

下-阴

表——阳
里——阴

腹-阴　　背-阳

形体分阴阳

阴；皮肉筋骨再分阴阳，皮肤在最表层为阳中之阳，肌肉在皮肤内部则为阳中之阴；筋与骨相比较，则筋为阴中之阳，骨为阴中之阴。

人体的十二经络也分阴阳，分别为手足三阳经和手足三阴经，行于四肢外侧、属腑而络于脏的为阳经，一阳再分为三阳，行于上肢外侧的三条阳经分别为手阳明、少阳、太阳经；行于下肢外侧的三条阳经分别为足阳明、少阳、太阳经，三条阳经中阳明最盛，太阳次之，少阳再次。行于四肢内侧、属脏而络于腑的为阴经，一阴再分为三阴，行于上肢内侧的三条阴经为手太阴、厥阴、少阴经；行于下肢内侧的三条阴经为足太阴、厥阴、少阴经，三阴经中太阴最盛，少阴次之，厥阴再次。在身体内部运行的跷脉和维脉，称为阴跷和阴维，在身体外部运行的跷脉和维脉则称为阳跷和阳维。督脉行于背，其作用为总督一身的阳经，故称为"阳脉之海"。行于腹部的任脉，其作用为总任一身的阴经，故称为"阴脉之海"。络脉根据分布的位置称为阳络和阴络，其中在体表及上体的为阳络，在脏腑、深层及下体的为阴络。总之，人体脏腑、经络及形体、组织的各部分之间都包含着阴阳的对立统一。

阴阳失调病来找

人为什么会生病呢？中医认为人生病是因为体内的阴阳失调。阴阳失调，是指机体阴阳之间的动态不平衡了。在各种致病因素的影响下，机体内的邪正开始交锋，人体内的脏腑、经络、气血、营卫的正常生理功能失调，出现了一系列病理变化，常表现为阴阳偏盛、偏衰、互损和亡失。阴阳失调的胜负取决于阴阳双方在量上的优劣。阳的性质属热，主动、主升，因此阳盛的病以升散、妄动，并出现热象为特征；阴的性质属寒，主静、主降，因此阴盛的病以沉降、凝敛为主，阴寒之象较为明显。

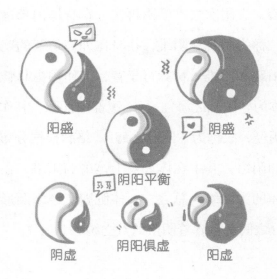

阳盛   阴盛

阴阳平衡

阴虚   阴阳俱虚   阳虚

阴阳失调的四种主要病机为阴阳偏盛、阴阳偏衰、阴阳互损和阴阳亡失。

阴阳偏盛即阴偏盛或阳偏盛，是指阴或阳当中一方相对于正常的生理水平较高，这是一种病态，属于邪气较盛的实证。其病理特征和发展趋势为阳偏盛则呈现热象，阴偏盛则呈现寒象。

阳偏盛，指阳邪侵犯人体，机体表现出的一种病理性阳气偏盛现象，此时机体呈现出反应性增强，热量过剩的病理状态。阳气的本性属热，所以阳偏盛则呈现热象，患者多表现出阳盛而阴未虚（或阴虚不甚）的实热证。阳邪侵入，邪正相搏，阳气偏盛，由于阳能制约阴，所以必然会灼伤津液、耗伤阴气，使脏腑、组织、器官失去润养而干燥，机能亢奋。患者多表现出高热、面红目赤、舌红少津、口渴便干、心烦易怒、脉数等实热证的表现。

阴偏盛，指的是阴邪侵犯人体，机体表现出的一种阴气病理性偏盛的现象。阴气本性属寒，故阴偏盛则呈现寒象，多表现为阴盛而阳未虚（或阳虚不甚）的实寒证。阴邪侵入，邪正相搏，阴气亢盛，阴能制约阳，所以会出现阴寒耗伤阳气，使得机体阳气虚衰，脏腑、组织、器官失去阳气的温煦作用，临床多表现为面白形寒、畏寒肢冷、舌淡苔白、脉沉迟或沉紧等实寒证的表现。

阴阳偏衰即阴虚或阳虚，是指人体内阴阳中的某一方虚衰不足的病理状态，属于精气不足的虚证。其病理特征和发展趋势为阳气虚则表现寒象，阴气虚则表现热象；阳虚会损及阴，阴虚也会损及阳。

阳偏衰，即阳虚，是指阳气虚衰，机能失去阳气的温煦功能而减退或虚弱的病理状态。阴阳双方是互根互用、相互制约的，体内阳气的不足，会导致阳不制阴，同时阳气虚不能滋生阴气，会使机体出现阴气相对亢盛的虚寒证。临床可见面色苍白、畏寒喜暖、神疲蜷卧、舌淡、脉微等虚寒证的表现。

阴偏衰，即阴虚，是指体内阴气不足，阳气相对偏盛，机体产热相对增多，功能亢奋的病理状态。主要表现为阴虚或阴阳两虚的虚热证。阴气不足，阴不制阳，会造成体内阳气相对亢盛，临床可见潮热，盗汗，五心烦热，口干，舌红少苔，脉细数等虚热证的表现。

阴阳互损是指机体在阴阳两虚的情况下，疾病的发展影响到相对的一方，从而出现阴损及阳或阳损及阴的病理状态。阴阳互根互用关系的失调是阴阳互损出现的病理变化。

阴损及阳，是指体内的阴气虚损，使得阳气的生化无源或无所依附而耗散，从而在阴虚的基础又形成了阳虚，出现以阴虚为主的阴阳两虚证。例如肝阳上亢证，有的继而出现畏寒、肢冷、面白、脉沉细等肾阳虚衰症状。

阳损及阴，是由于阳气的虚损无法滋生阴气的正常生长，在阳虚的基础上又出现了阴虚，机体表现出以阳虚为主的阴阳两虚证。例如肾阳虚水肿证，临床表现出日益消瘦、烦躁上火，甚则抽搐等肾阴亏虚症状。

阴阳亡失指的是由于身体的阳气或阴气突然大量消失而导致生命垂危的病理状态，包括亡阳和亡阴。

亡阳，指身体大量地丧失阳气，使阳气功能突然严重衰竭，造成危及生命的病理状态。阳气的大量亡失，使得温煦、兴奋、推动和卫外功能严重衰竭。临床表现为面色苍白、精神萎靡、冷汗淋漓、畏寒蜷卧、四肢逆冷、脉微欲绝。

亡阴，指人体阴气大量丧失，使阴的功能突然严重衰竭，从而导致生命危急的病理状态。其特点为属阴的功能全部衰竭，以凉润、宁静、抑制与内守功能衰竭最为明显。临床表现为烦躁不安、心悸气喘、大汗不止、体倦无力、脉数急等危重之象。

所以人体保持健康的秘诀就是维持阴阳的平衡，正所谓"阴阳调和百病消"。

诊病过程学阴阳

阴阳学说无处不在，诊病过程中也藏着阴阳学说的影子。中医在诊断过程中，最重要的就是利用望（看一看）、闻（闻一闻）、问（问问你）、切（摸一摸）所收集的资料辨阴阳。

望诊：通过望病人色泽的明暗分阴阳。色泽鲜明为病属于阳；色泽晦暗为病属于阴。

闻诊：通过闻病人的语音高低分阴阳。声音高，多语不安属于阳，声音低，少言沉静属阴；呼吸微弱，多属于阴，呼吸有力，声高气粗，多属于阳。

问诊：问病人寒热喜恶分阴阳。恶热、口渴、喜饮属阳；恶寒、口润、不渴属阴。

切诊：辨脉象的部位、动态、至数、形状分阴阳。以部位分，寸为阳，尺为阴；以动态分，至者为阳，去者为阴；以至数分，数者为阳，迟者为阴；以形状分，浮大洪滑为阳，沉涩细小为阴。

八纲辨证的总纲是阴阳。在八纲辨证中，属阳的为实证、表证和热证；属阴的为虚证、里证和寒证。

在精气血津液辨证中，精血津液与气相比，精血津液主静，故属于阴，气主动，故属于阳，因此精血津液不足属阴，而气虚属阳。但阴虚与阳虚指的并不是精血津液不足和气的不足，而是分别指阴气亏虚和阳气不足。

在脏腑辨证中，脏腑精气阴阳失调的证候复杂多变，但总的概括起来可以分为阴阳两大类。虚证多属于阴，实证多属于阳；在虚证中又可再分阴阳，阴虚因有热象属于阳，阳虚因有寒象属于阴。

为了使机体恢复到阴阳的动态平衡，达到"阴平阳秘"，就是阴不多不少，阳也不多不少的状态，临床上常根据"实证用泻法，虚证用补法"的原则调和阴阳来治疗疾病。

阴阳偏盛所表现的病理结果为实证，应该采用泻法去治疗，即"损其有余"。由于阴偏盛所致的实寒证，治疗时采用温热的方法；阳偏盛所致的实热证，治疗时采用寒凉的方法。若是在阳偏盛或阴偏盛的基础上，又出现了阴虚或阳虚症状，治疗时要兼顾其不足，在泻法之中配以滋阴或助阳之品。

阴阳偏衰所导致的病理状态是虚证，所以补法是治疗的总原则，即"补其不足"。换句话说，由于阴偏衰产生的虚热证，治疗时应当滋阴而制阳；阳偏衰产生的虚寒证，治疗时应当扶阳而抑阴。

阴阳互损导致的阴阳两虚，治疗时应兼顾阴阳，一般采取阴阳双补的方法。对阳损及阴导致的以阳虚为主的阴阳两虚证，治疗时当以补阳为主，兼以补阴；对阴损及阳导致的以阴虚为主的阴阳两虚证，治疗时当以补阴为主，兼以补阳。如此一来，则阴阳双方相互资生，相互为用。

由于阴与阳相互依存，故阴气亡失后，阳气会无所依附而浮于外，从而可迅速导致亡阳，阴阳一旦决离，精气就会断绝。所以面对阴阳亡失的病人，应立即大补阴阳，促进阴阳的相互生长，使身体机能恢复。

中药也要分阴阳

中药的药性也有阴阳之分，药物的性能和阴阳可以用药物的气（性）、味和升降浮沉来归纳。

四性，是指药物有寒、热、温、凉四种药性。其中寒和凉属于阴，温和热属于阳。一般来说，寒性或凉性的药物能够清热泻火，减少或消除身体的热量，多用于热证；热性或温性的药物，能散寒温里，减轻或消除机体的寒象，多用于寒证。

五味，是指酸、苦、甘、辛、咸五种滋味。事实上不止这五种，有些药物还具有淡味或涩味，但习惯上仍称为"五味"。酸味能收敛，苦味能降能坚，甘味有缓急、滋补的作用，辛味具有发散之性，咸味能软坚、泻下。故辛、甘、淡味属阳，酸、苦、咸味属阴。

升降浮沉是指药物在体内发挥作用的趋势。升是上升，浮为向外浮于表，降是下降，沉为向内沉于里，故升、浮属于阳，沉、降属于阴。

第二节　中医五行学说

五行家族的"成员"

五行学说是中国道家的一种哲学思想，以日常生活的五种物质——金、木、水、火、土元素，作为构成宇宙万物及各种自然现象变化的基础。中医学利用五行的属性，把五行和脏腑、季节、颜色等一一对应，运用五行生克等理论指导临床，取得了很好的疗效。

五行养生你用对了吗

五行和季节是这样对应的：木对应春季，火对应夏季，土对应长夏，金对应秋季，水对应冬季。在各个季节里，对应的脏腑负担较重，而所相生的脏腑得到补益，所以我们可以利用自然五行来调理身体。

春季阳气升发，人体新陈代谢开始旺盛，饮食上应以清淡、温补为主，不宜吃过多油腻、生冷、辛辣的食物。春属五行中的"木"，对应肝，又对应青色和酸味。春季养肝，多吃青色的食物，如菠菜、苦瓜、猪肝等，这些食物富含纤维素和维生素，可以帮助肝脏把体内毒素排出，减轻其负担。如果面色发青，长色斑、痘痘，则证明肝脏功能虚弱，体内毒素排不出去。

夏季属于火，对应脏器为心。夏季是人体新陈代谢最旺盛的时候，体内消耗的能量较多，血液循环加快，因此心脏的负担明显加重，应多注意对心脏的保养，否则心脏易受到损伤。夏季宜调息静心，"心静自然凉"。饮食上宜吃能消暑解热、利尿消肿的食物，如西瓜、火龙果、枸杞、红豆等红色食品。

长夏属于土，对应脏器为脾。长夏的天气炎热多湿，食物易腐烂变质。五行中的"土"对应脾，因脾有促进水液代谢和运化水谷精微的作用，所以长夏之时要注意对脾的保养。饮食上一定要注意卫生，多吃素食，少吃油腻的食物，多选择黄色的食品，如土豆、黄豆、香蕉、南瓜、玉米等。

秋季属于金，对应脏器为肺。秋季天气变得凉爽，是由炎夏向寒冬过渡的季节，气候干燥，气温时高时低，容易损伤人们的肺气。因此在秋季人们应注意气温的变化，保护好肺气，避免发生感冒、咳嗽等疾病。秋季的饮食应滋阴润肺，多吃白色的蔬菜水果，如白菜、白萝卜、马蹄、百合、豆腐、雪梨等。

冬季属于水，对应脏器为肾。冬季天气寒冷，人们的室外活动大大减少，体内的新陈代谢水平降到最低，能量和热量供应不足。而人体的阳气来自肾脏，体内的水液代谢也是靠肾的气化作用，所以冬季应滋养肾脏。饮食中多摄入黑色的食物，如黑芝麻、黑豆、核桃、黑木耳、乌鸡、灵芝、香菇等。在冬季适当进补，可以使阳精保存在体内，等到春季阳气升发时，能及时供给能量及营养，使阳气得到恢复和调养。

五行助你调脏腑

利用五行生克的规律可以帮助调理脏腑。五行相生的规律是木生火、火生土、土生金、金生水、水生木。从五脏的资生来看，肝木藏血以济心火，肝藏血和疏泄升发的功能有助于心主血脉和心阳的旺盛即木生火；心火之热可以温煦脾土，使脾胃温暖，进而运化水谷精微，即火生土；脾土化生水谷精微以充肺金，发挥肺的宣发肃降功能，即土生金；肺金清肃下降以助肾水，滋养肾脏，即金生水；肾水之精以养肝木，从而抑制肝阳上亢，即水生木。这说明了五脏之间的相生关系。

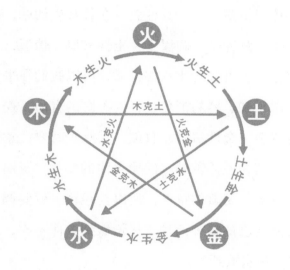

五行相克的规律是木克土、土克水、水克火、火克金、金克木。从五脏之间相互制约的关系来看，肝气条达，可以疏泄脾土的郁滞，即木克土；脾的运化，可以避免肾水的泛滥，即土克水；肾水的滋养，能够抑制心火的亢盛，即水克火；心火的阳热，可以制约肺金清肃太过，即火克金；肺气清肃下降，可以抑制肝阳上亢，即金克木。

利用五行的特性可以调养身体，愉悦身心。肝属木，木具有生长升发、舒畅调达的特性，所以肝喜条达而恶抑郁。从养生角度来讲，应保持乐观豁达的心态，保持心情舒畅，切忌大怒，以免损伤肝的疏泄、条达功能。心属火，火具有温热向上的特性，所以心阳具有温煦功能，心主血脉以维持体温恒定。火，其性急，在日常生活中，应调养身心，避免急躁冲动。脾属土，土性敦厚，怕湿，有生化万物的特性，脾可以运化水谷精微，所以我们在平常饮食应选择性味平和、容易消化、补而不腻的食品，避免脾虚生湿。肺属金，金性清肃、收敛，因此平时要注意肺的肃降功能，吃富含滋阴养肺、润燥生津的食物。肾属水，水有滋润、下降、闭藏的特性，所以要藏肾，就要调节不良情绪，控制自己的精神活动，尽量做到含而不露，遇到不开心的事，尽量放开。

五行诊病必须知道的那些事

五行诊病是利用五行对应望面色，辨口味，用于疾病的诊断，从而发现脏腑的病变。如面青，喜酸，脉弦，则病在肝；若面赤，口苦，脉洪数，是心火亢盛；若脾虚的病人面色发青，为木乘土，是肝气犯胃；若心脏病人面色发黑，为水乘火，多见于水饮凌心。

利用五行相生的规律治病，其治疗原则是补母和泻子，即"虚则补其母，实则泻其子"。常用的方法有四种——滋水涵木法（滋肾养肝法）、益火补土法（温肾健脾法）、培土生金法（健脾益肺法）和金水相生法（滋养肺肾法）。

滋水涵木法：又称滋肾养肝法、滋补肝肾法，是滋肾阴以养肝阴的治法。适用于肾阴亏损而肝阴不足，或肝阳上亢之证。

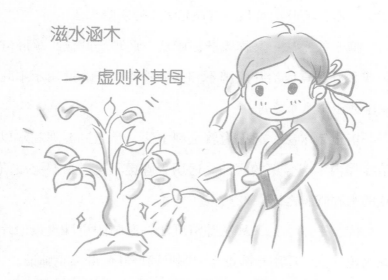

滋水涵木

→ 虚则补其母

益火补土法：又称温肾健脾法、温补脾肾法，是温肾阳以补脾阳的治法。适用于肾阳衰微而致脾阳不振之证。

培土生金法：是通过健脾生气以补益肺气的治法。主要用于脾气虚衰而导致的肺气虚弱之证。

金水相生法：又称滋养肺肾法，是滋养肺肾之阴的治法。多用于肾阴亏虚，不能滋养肺阴；或肺阴亏虚，不能滋养肾阴的虚证。

利用五行相克的规律治病，其治疗原则是抑强扶弱。抑强，适用于相克太过引起的相乘和相侮。扶弱，适用于相克不及引起的相乘和相侮。常用的方法有四种：抑木扶土法（疏肝健脾法）、培土制水法（健脾祛湿法）、佐金平木法（滋肺清肝法）和泻南补北法（滋阴降火法）。

抑木扶土法：又称疏肝健脾法、调理肝脾法，疏肝健脾或平肝和胃以治疗肝脾不和或肝脾犯胃证。适用于木旺乘土或土虚木乘之证。

培土制水法：又称为敦土利水法，是通过健脾利水以治疗体内水湿停聚的病证。适用于脾虚不运，水湿泛溢而致的水肿胀满之证。

佐金平木法：又称滋肺清肝法，滋肺阴清肝火以治疗肝火犯肺证。适用于肺虚无力制肝而肝旺的肝火犯肺证。

泻南补北法：又称泻火补水法、滋阴降火法，泻心火补肾水以治疗心肾不交证。适用于肾阴不足，心火偏旺，水火不济，心肾不交之证。

第三章

探寻人体生理的秘密——藏象

"藏象"一词囊括了人体各个内脏实体及其生理活动和病理变化表现于外的各种征象。这里的"藏"指的是藏于体内的内脏;"象"则指表现于外的生理、病理现象。藏象学说,是中医理论体系的核心,也是学习中医的一块"敲门砖",了解藏象学说,对于养生防病、疾病诊治与康复具有极其重要的指导意义。

第一节 五脏六腑的"大哥"——心

心统领五脏六腑

中医常说的"心主血脉",意思就是心具有促进血液的生成和运行、推动并调控血液在脉道中运行的作用。人体内各脏腑、器官及组织的运转,都少不了血液的滋润和濡养作用,换句话说,血液在脉道中的正常运行是保证五脏六腑生理机能得以正常发挥的基础。因此,心又被称为"五脏六腑之大主"。

心主血,指心气能够推动和控制全身血液的运行,将血液中的营养物质输送至全身。心脏的搏动和泵血功能均依赖心气的作用,心气中包含心阴、心阳两部分,心阴主濡养,心阳主温煦,二者各司其职、相互作用。心气充沛,则心搏有力、节律整齐;心气不足,则心脏搏动杂乱无力,或因心阴不足,无法对心脏搏动起到正常的抑制作

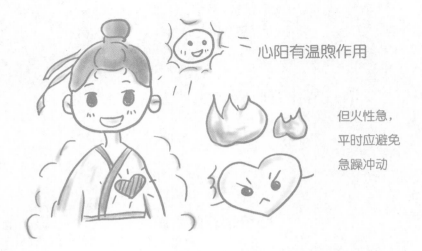

心阳有温煦作用

但火性急，平时应避免急躁冲动

用，或因心阳不足，缺乏激发心脏搏动的推动力。除此之外，心主血还有另外一层含义，即"奉心化赤"，促进血液的生成，经脾胃运化的水谷精微在心阳的作用下化生为血液。

心主脉，指心气能够调控心脏搏动和脉管舒缩的节律，保证心脏搏动和脉管收缩与舒张有规律地进行，使脉道维持在通利的状态。血液在全身范围内的正常运行需要充沛的心气、通利的脉道和充足的血液作为基础，其中脉道是容纳和输送血液至全身的通道，故素有"脉为血之府"之说。心气充沛，脉道通利，血液运行周身，脏腑得以濡养则见面色红润、神采奕奕、脉象缓和有力之象；心气不足，脉道艰涩，血液运行失常，脏腑失于濡养则见面唇青紫，心悸怔忡，脉呈结、代之象。

心的另一主要生理功能是对人精神活动的调摄作用，即所谓"心主神志"，指心具有统领全身脏腑经络、形体官窍的生理活动和主宰精神意志、思维情志等心理活动的作用。人体的各项生理机能均在心神的调节下运行，心神能够驾驭各脏腑之精气从而调控各脏腑之生理机能，心神定则脏腑气机通畅、机体阴阳平衡；心神伤则脏腑气机紊乱，机体阴阳失衡。

另外，心还能够对客观事物和外界刺激做出相应的反应，从而产生思维、情绪、情感等心理活动，这也是中医说的"心藏神"。若心神为情志等因素所伤，继之累及相应脏腑，对全身脏腑的生理功能皆有不同的影响。由此观之，心被广大中医家称为五脏六腑的"大主"，有着充分的理论依据。

心脉要通畅，心神需清明

心"主血脉""主神志""主藏神"的主要生理机能反映了心脏的生理特性，其中，最为首要的生理特性便是"心主通明"，之所以说"通明"，是因为心脉以"通"为顺，心神以"明"为本，因此，想要保持心脉通畅和心神清明，必须保证心阳与心阴的协调作用，才能共同维持心主血脉和主藏神功能的正常运行。如果心阳不足，心脉失于温煦、鼓动，则会导致血液运行迟缓、瘀滞，从而出现精神萎靡、意识恍惚的症状；反之，若心阴不足，心脉失于凉润、宁静，则易导致血运加速、心神不宁，出现心烦意乱、心慌心悸等症状。

心位于膈上，心气以降为顺。心阳得心阴之牵制而使心气得以下行资助肾气，使肾阳不衰，肾阴不盛，人体上下部寒热平衡、动静协调，达到阴平阳秘的境界。心阳虚衰，无以资助肾阳，则会导致血液运行迟缓，出现腰部以下寒冷等症状；心阴不足，无以牵制心阳，则会导致心火相对旺盛，出现面微红似醉、胸中烦热、频欲呕吐，但同时兼见腹痛喜暖，大便稀薄等上热下寒证的症状。

心在人的身体上与"脉"相对应，心之华在面，开窍于舌，在情志上表现为喜，与体液中的汗关系密切，与自然界四季中的夏气相通应。具体可以解释为：人一身之血脉总属于心，故心在体合脉；人的面色及有无光泽可以反映心血的充盈和心气的盛衰情况，故心之华在面；手少阴心经之经别"系舌本"，心之经气通于舌窍，舌辨别味觉、表达语言等功能皆与心主血脉、主藏神之生理机能有关；心血、心气的充盈和心阴、心阳的协调是产生喜悦情绪的生理基础，反之，心情喜悦也有助心的生理机能正常运行，故有"心在志为喜"之说；汗是人体内津液在阳气蒸化作用下，从汗孔排至体表而生成的液体，汗液化生的源泉即为心精、心血；心为阳脏，为阳中之阳，与一年中最为炎热的夏季之气候相通应，因此心阳不足的患者常常在夏季感到症状缓解，而阴虚阳亢的患者则容易在夏季出现病情加重的情况。

第二节　最容易受伤的脏腑——肺

调节呼吸，输布水液

我们都知道，呼吸是肺的主要功能，但在中医学中，肺的生理机能不仅仅是呼吸。中医说，肺主气、主司呼吸。"肺主气"的功能包括两方面的内涵：一方面，肺主呼吸之气，即肺为气体交换的重要场所，人体通过肺的呼吸作用，吸清排浊、吐故纳新，从而维持人体正常生理活动的进行；另一方面，肺主一身之气，一身之气包括先天之气和后天之气两部分，肺通过吸入自然界的清气，与脾胃运化水谷精微产生的谷气相结合，生成宗气，即后天之气，宗气具有助心行血的功能，同时可以下行丹田资助先天之气。而"肺主司呼吸"的生理机能，表现在气体交换过程中的就是，肺气宣发，则浊气得以排出体外；肺气肃降，清气得以进入体内，二者交替作用，则呼吸调和均匀。如果肺气宣降失常，则会导致呼吸异常的各种表现。

　　其次，肺主行水。中医将肺主行水的生理机能概括为"通调水道"，这一概括十分形象，肺气通过宣发肃降作用对全身水液的输布与代谢进行调控。一方面，在肺气的宣发作用下，可将由脾气输送至肺的水液和水谷精微中的轻清部分向上、向外布散至头面和肌肤腠理之间，肌肤腠理间的水液又可在卫气的作用下代谢出体外；另一方面，在

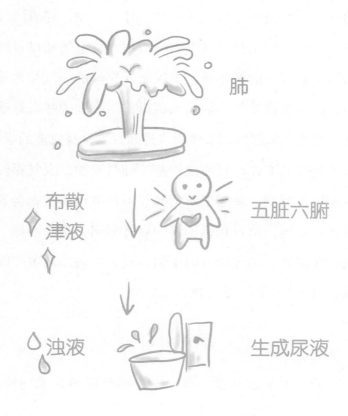

肺

布散
津液

五脏六腑

浊液

生成尿液

肺气的肃降作用下，可将由脾气输送至肺的水液和水谷精微中的黏稠部分向下、向内输送布达脏腑以濡养脏腑，经脏腑代谢后产生的浊液继续向下输送至膀胱与肾，生成尿液。肺失宣发，会导致水液向上输送障碍，继而出现无汗、周身浮肿等症状；肺失肃降，会导致水液向下输送障碍，以致出现小便不利、水肿胀满、咳逆上气等症状。

另外，肺朝百脉，主治节。肺朝百脉，指人一身之血液均通过百脉流经过肺，通过肺的呼吸运动，完成清气与浊气的交换，利用肺气宣发肃降作用，将清气通过百脉运送至全身。血液的循环周转不仅需要充沛的心气作为基本动力，同时有赖肺气的推动和调摄作用，肺的呼吸运动能够对一身之气机起到调节作用，进而影响全身血液的运行，故认为肺气具有助心行血之功能。肺气充沛，宗气得以生成，则气机通调、血运正常；肺气不足或壅盛，则会导致血液运行不畅，出现血运不畅、血脉瘀阻，引起心悸、面唇青紫等症状。肺主治节的是指肺具有治理、调节呼吸之气及全身之气、血、津液的作用。

喜欢通透

肺的主要生理特性也有三个，都有以通为顺的特点，可以说是喜欢通透的肺。

其一，肺为华盖。"华盖"原指古代帝王出行用车的车盖，在《黄帝内经》一书中将覆盖于五脏六腑之上的肺脏比喻为"华盖"，又因肺能行水，故又称肺为"水之上源"。肺居高位，外合皮毛，因此具有保护身体诸脏器，抵御外邪侵袭的屏障作用。

其二，肺为娇脏。从肺之生理角度看，肺体本为清轻肃静之脏，质清喜静；从疾病角度看，外邪侵袭或内伤杂病均常常犯及肺脏，导致一系列肺脏病变，出现咳嗽、咯血等症状，治疗肺系疾病宜选用轻清、宣散之方药，切忌使用过于燥热、寒凉之品。

其三，肺主宣发、肃降。肺的宣发、肃降功能，主要依赖肺气的升降运动。肺气宣发，主要指肺气向上、向外布散气体与津液的作用，在肺气的宣发作用下，体内浊气得以排出，经脾脏转运后的水谷精微得以升至头面，卫气得以宣散于体表皮毛和肌肤腠理。肺气肃降，则主要指肺气具有向下、向内布散气体与津液的作用，在肺气的肃降作用下，自然界之清气得以吸入，为宗气的生成创造条件，经脾转运后的水谷精微在肺气肃降的作用下得以向内、向下布散，使五脏六腑皆得以濡养，除此之外，经脏腑代谢后产生的浊液在肺气的肃降作用下得以向下转输，在肾及膀胱的作用下化生为尿液。肺气的宣发与肃降是相辅相成、相互制约的，只有二者之间相互协调、运行有序，方可使呼吸调和均匀，水液在体内的转输和代谢得以有序进行。

肺与人体的"皮"相对应，其华表现在毛发的色泽上，开窍于鼻，与情志中的忧、悲密切相关，与体液中的涕相关，与自然界四季之秋气相通应。具体可以解释为：肺与皮毛之间相互为用，卫气经肺气宣发作用散于肌肤腠理之间，主司孔窍开合、抵御外邪侵袭，反之，皮毛受到邪气侵袭，也会向内合于脏腑，故称"肺在体合皮"；在肺气的宣发作用下，体内水谷精气和气血津液得以输送散布，皮毛得精气之濡养则荣润有泽，失于濡养则枯槁无光，因此，身体毛发的色泽是肺的生理机能的外在表现；鼻腔通过肺系（喉、气管、支气管）与肺相连，肺气宣利，则鼻窍通、嗅觉灵、呼吸稳，肺气不利，则鼻窍塞、嗅觉差、呼吸乱，故将鼻称为肺之孔窍；有关肺脏与情志之间的关系，历代医家有两种说法，一者认为肺在志为悲，另一者认为肺在志为忧，悲与忧二者同属人体情绪波动的正常范围，虽然有细微的差别，但二者对人体的生理病理活动产生的影响大同小异，因此后世医家普遍认为悲与忧同属肺之情志，二者均由肺之精气化生，是肺脏生理功能的表现，反之，过度悲伤或过度忧虑等情志过极的现象也会对人体产生不良影响，影响肺气的宣发肃降，出现呼吸不畅等症状；鼻涕是鼻黏膜分泌出的用于保持鼻窍湿润的分泌物，中医认为肺之精气宣发于鼻窍则为涕，因此肺气是否充足、肺精是否充沛，均会反映在涕的分泌与性状变化中，肺气充足则鼻窍润泽，鼻涕不外流，肺热壅盛则会出现鼻流黄浊浓涕的症状，寒邪侵袭肺卫则见鼻流清涕之象；五脏之气与自然界之四季之气相通，肺脏与秋季的五行属性均为金，自然界之秋季正值热退寒升之时，自然界呈现出草木凋零、天高气爽之象，人体之肺脏主清轻、主肃降，为阳中之阴，恰好与秋季之气相通应。

第三节　后天之本的脾

后天之本，水谷之根

脾在维持人体正常生命活动中的职责有二，一为运化水谷，二为统摄血液。

脾的运化功能主要是指脾能够将饮食水谷转为精微物质，继之将水谷精微和津液输送至各脏腑器官的能力。脾主运化有两方面的内涵：其一，脾主运化食物，促进食物在消化道内的消化和吸收，脾气健运，则能将饮食水谷运化为人体生长发育所必需的精华物质，五脏六腑得以资助、四肢百骸得以充养、皮肉筋骨得以濡润；脾失健运，则会对人体的消化和吸收功能产生不同程度的影响，阻碍食物的消化和精微物质的吸收过程，从而出现腹胀满、便溏薄、纳谷不香、怠倦乏力、面黄肌瘦等气血不足之象；其二，脾主运化水液，调节水液在全身的输布和代谢，能够将消化道在消化过程中吸收的水液经脾脏转输上注于肺，再通过肺的宣发肃降功能输送至全身，其中较为精纯的部分在肺气的宣发作用下上达头面官窍、润泽皮毛肌腠，较为醇厚的部分在肺气的肃降作用下下至脏腑，并将产生的浊液通过肾脏和膀胱排出体外。

脾主统血是指脾具有调控、统摄血液在脉道中畅通运行的作用。明代医家薛己认为，血液在脉管内流动且不至于逸出脉外，依赖于脾气的统摄作用，这一观点得到了后世医家普遍认可。脾运化正常则脾气健旺、气血调和；脾气虚、运化无力则会导致气固摄失司、血液失于统摄，出现便血、尿血、崩漏等出血症状。

升提气机，喜燥恶润

首先，在气机升降上，脾的生理特性表现为"脾气主升"，也就是说，脾气以上升为主，一方面，脾能够将精微物质向上输布，在心、肺等脏器和组织的作用下化生气血，并将营养物质输送至全身脏腑及四肢百骸，这一功能被古人概括为"脾主升清"，清代叶天士在《临证指南医案》指出脾主升清与胃主降浊是相反相成的两个过程，二者搭配协调使升降有序，则饮食水谷得以健运，五脏六腑得以充养滋润，反之，清气不升、浊气不降，则会出现头晕目眩、精神萎靡、腹部胀满、泄泻便溏等症状；另一方面，脾气能够将内脏维持在相对稳定的位置上，防止脏器下垂，脾升胃降，升降协调平衡方可保证脏器位置恒定不移，脾气虚陷，无力升举内脏，则会导致内脏下垂，故临床常见的胃下垂、子宫脱垂、直肠脱垂（即脱肛）等病，多用升阳举陷之补中益气汤进行治疗。

其次，脾喜干燥清爽而厌恶水湿，这一点与胃喜润恶燥之生理特性恰恰相反，脾的这一生理特性可以通过脾主运化的生理功能进行解释：脾气升提的一个重要条件即脾脏干燥，无痰饮水湿之困，反之，无论是五脏六腑内生湿邪还是外来湿邪侵袭人体，均会使脾气在升提过程中遭到困遏，影响其正常生理功能，因此，临床上遇到湿邪困脾导致的脾失健运，治疗可从健脾与祛湿两方面入手。

脾与人体的"肉"相对应，主四肢，开窍于口，其华表现在唇部色泽上，与思虑的情志表现关系密切，与体液中的涎有关，与自然界四季中长夏之气相通应。脾与形体官窍、神志、津液和时令之间的关系具体可以解释为：脾的运化功能与肌肉的生养与运动密切相关，人一身之肌肉均有赖于经脾胃运化并转输至全身的水谷精微的滋润濡养，人体四肢的正常生理活动同样需要精微物质的支撑，故又有"脾主四肢"的说法，脾气健则四肢强健有力、肌肉丰硕饱满，反之则见四肢无力甚至痿废不用；口位于消化道起始部位，脾失健运常常以食欲不佳、纳谷不香、口甜、口腻为表现，故认为口为脾脏之孔窍；唇部色泽能从侧面映射出脾脏功能的强弱，这一观点可归纳为"脾之华在唇"；思虑与思考、思维等逻辑过程有别，是一种常见的情志活动，由心神支配，受脾脏功能影响，中医认为思虑过度或思之无果，均会影响人体一身之气的正常运行，出现气滞、气结等病理状态，从而妨碍脾胃的消化功能，导致纳呆、腹胀等；涎，指唾液中较为稀薄的部分，具有滋润口腔、保护口腔黏膜免受食物或异物所伤等作用，中医认为，涎液由脾脏之精气化生，能够辅佐脾胃消化腐熟食物的过程；一年之时除春、夏、秋、冬四时，还有存在于四时之外的"长夏"，长夏季节天气炎热、降雨频繁，湿气受热气蒸腾，草木皆呈华美丰实之象，与脾脏运化水谷，为气血津液提供化生之源的作用极为类似，故中医认为脾与长夏二者同气相求、相互通应。

第四节　刚强的肝

喜条达、恶抑郁的肝

肝的主要生理机能有二。

其一，肝主疏泄，也就是说肝脏具有畅达人体一身之气机的作用，其疏泄功能是保证机体各项生理功能正常运作的基础。肝的疏泄功能在人体生命活动中的作用主要有以下六个方面：调畅一身之气的升降出入，使气血调和、经络通利；保证气血的正常运行，肝脏通过调畅脏腑气机，使心主血脉、肺朝百脉、脾主统血的功能得以充分发挥，从而维持全身气血的正常运行；调节水液代谢，三焦是人体水液代谢的通道，通过肝脏的疏泄作用能够使三焦气机调畅，使脾脏之水湿得以运化，水液经肺脏的宣降布散、肾脏的蒸腾气化作用后完成重吸收和排出体外等一系列代谢过程；促进脾胃消化吸收作用，肝脏能够通过疏泄作用助胃腐熟水谷，助脾运化精微，促进脾胃乃至整个消化道对饮食水谷的消化吸收，此外，肝脏的疏泄功能能够促进胆汁的分泌和排泄，而胆汁能够促进脾胃的消化功能；调节情志，人的情志活动除了受到心神的支配，同时与肝脏的疏泄作用相关联，肝能够辅助心神，共同参与调节精神、情志等精神或心理活动中；调理冲任、调节精室，对人的生殖功能具有一定的调控作用。

其二，肝主藏血，即肝脏能够贮藏血液，根据人的生理状况对血液运行之血量进行调节，谨防出血、瘀血、失于血液濡养等病理变化，除此之外，肝主藏血还有另外一层含义，即肝能生血，中医认为肝参与到血液的生成过程中，且肝气与肝血之间相互为用。

为何称之为"刚脏"

了解了肝的生理机能后，我们不难发现肝具有许多生理特性：

首先，肝喜条达恶抑郁。条达，即条畅、通达；抑郁，即遏止、阻滞，肝气生发，内蕴柔和舒畅之意。肝脏五行属木，木喜舒展、生长，肝具木性，故肝之气机以冲和条达为顺。当肝气郁结、升发不畅时，会导致胸胁胀闷不舒、情志抑郁不爽等一系列症状；而肝气升发过极，则会出现头目胀痛、急躁易怒、青筋暴露等症状。

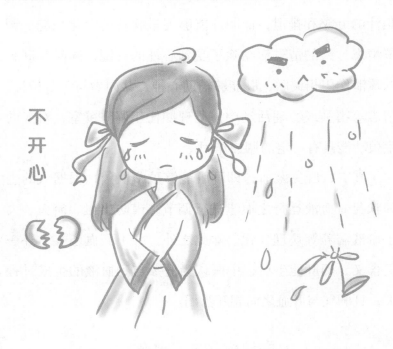

不开心

其次，肝为刚脏，也就是说肝具有"刚性"。肝位居膈下，本体属阴，肝藏阴血，且其生理功能的正常发挥有赖阴血的滋润濡养，但从肝的生理机能和生理特性着眼，肝主疏泄，性喜条达，主升发、主动，其病理变化易从阳化火，进而表现为肝阳暴亢、肝风内动之征，出现眩晕、失眠、震颤、抽搐等症状。

　　肝与人体中的"筋"相对应，其华表现在爪甲色泽上，开窍于双目，与愤怒的情志关系最为密切，与体液中的泪相关，与自然界四季中的春气相通应。对肝与形体官窍、神志、津液和时令之间的关系具体可解释如下：筋主司关节运动，具有连接关节、维系肌肉骨骼的作用，其功能的发挥有赖于肝血与肝气的充养，故有"肝在体合筋"之说；中医认为"爪为筋之余"，将筋延伸至体外的部分称为"爪"，爪甲的色泽与形态从侧面反映了肝血的盈亏与肝气的盛衰；此外，目与肝在生理上关系密切，目的视觉功能的发挥需要肝血的濡养作用和肝气的疏泄作用作为保障，故认为目为肝之孔窍；怒为肝所主之情志，为肝脏精气对外界刺激做出回应而生成的情绪产物；肝之精气、精血疏泄于目则为泪液之源，泪液能够润泽眼球，起到保护眼球、保护视力的作用，恰与"肝开窍于目"的观点相吻合；春季为一年中升发之际，五行中属阴中之阳，肝体阴而用阳，肝气随春季之气而逐渐充盛，春季生发之性与肝脏条达之性相通应，故认为肝与四季之春气相通应。

第五节　先天之本的肾

先天之本，藏精纳气

肾藏精，具有存贮、封藏先天之精与后天之精的作用，肾精，又称真精；肾气，又称元气、真气，肾藏精而精化气，肾对于先天之精和后天之精的存贮与封藏功能使得肾精不断充盈，肾精充足则肾气生化有源，对于机体的生长、发育、生殖等生理现象具有不容小觑的影响力。

肾主水，指肾脏在人体的津液代谢过程中发挥着重大作用。一方面，肾气资助与调控其他脏腑，对于人体的津液代谢过程起到了促进和推动作用；另一方面，肾气的蒸化与固摄作用在尿液的生成和排泄中扮演着重要角色。

肾主纳气，也就是说肾具有摄纳呼吸作用中吸入的气体的作用，能够将呼吸深度维持在正常范围内，防止呼吸作用过于表浅，中医认为，肾与肺共同完成了人体内气体的交换和更新。

主蛰守位

首先，肾具有"主蛰守位"的生理特性。主蛰，即肾具有封藏、闭藏的生理特性，是对肾脏藏精、纳气等生理机能表现在生理特性上的概括。

其次，肾气上升，肾位于人体下部，脏腑气机以升为顺，且肾气可划分为肾阴、肾阳两部分，肾阴得肾阳之鼓动上升化为肾气，与心气交感和合，方可维持人体上下一身之气的协调。

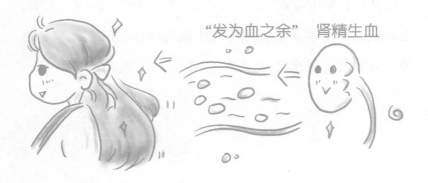

"发为血之余"　肾精生血

肾与人体中的"骨"相对应，其华表现在发之色泽上，开窍于双耳与前后二阴，与恐惧的情志关系密切，与体液中的唾相关联，与自然界四季之冬气相通应。对于这段话的理解为：人体骨骼由肾精充养，肾精是髓化生之源；肾精可化生血液，肾精充盛则毛发浓密有光泽，肾精不足则毛发枯槁而稀疏，毛发之荣枯与肾精的充沛与否密切相关；耳主司听觉，肾精充沛则髓海得养、听觉灵敏，肾精不足则髓海空虚、听觉减退，前阴（外生殖器、尿道口）主司尿液的排泄与生殖，二者均为肾所主，后阴（肛门）主司粪便的排泄，而大肠排泄粪便的功能能否正常运行，也依赖于肾气中肾阳的温煦作用和肾阴的凉润作用；恐（惧）是肾对于外界刺激做出应答时产生的一种情志活动，属肾所主之情志；唾，指唾液中较为黏稠的部分，在肾气的推动作用和肾精的濡润作用下产生；肾为水脏，为阴中之阴，主封藏，而冬季正是一年四时中最为寒冷的时刻，与肾之清凉润下之气相通应。

第六节 管吃管排的六腑

人体的六腑，指胆、胃、小肠、大肠、膀胱、三焦，与五脏藏精纳气之功能不同，六腑主传输转运水谷之物，故均以通为用。

想要了解六腑的生理功能，首先要对人体的消化过程有所了解：饮食物从口腔进入消化道，首先要经过胃的腐熟作用，继之胃中食糜向下传输至小肠，在小肠泌别清浊的作用下，性质清轻的精微物质和津液在脾的运化及肺的转输作用下得以散布全身，濡养五脏六腑及四肢骨骼肌肉；性质较为浑浊的糟粕继续向下输送至大肠，在大肠的传导作用下，形成粪便并通过肛门排出体外，在消化过程中产生的废液经肾与三焦的作用成为尿液化生之源，在膀胱内暂时储存并经尿道排出体外。除此之外，胆分泌的胆汁亦有助于促进食物在消化道内的消化与吸收。

胆为中精之腑，主决断，与肝内外络属、互为表里。

肝胆相济，则人有智谋。胆与命门共同组成"相火"，因此肝胆火旺则易导致头目胀痛、胸胁苦满、口苦咽干、急躁易怒等症状。

胃为水谷之海，主受纳腐熟，与脾内外络属、互为表里，脾胃和则水谷精微得以运化，五脏六腑得以濡润充养，后世众多学者在临床治疗各种疾病时均强调调养脾胃功能在养生保健中的重要作用。

小肠主受盛化物，与心内外络属、互为表里。经胃腐熟的食糜在小肠泌别清浊的作用下被划分为精华与糟粕两部分，精华部分得以输布于人体四肢、肌肉、骨骼与五脏六腑，糟粕部分被继续向下传输至大肠。

大肠主传导、排泄，与肺内外络属、互为表里。大肠是人体消化吸收过程的最后一段，负责传输糟粕，生成粪便并将其排出体外。

膀胱为州都之官，主气化，与肾内外络属、互为表里，主尿液的生成与排泄。膀胱的气化功能与肾脏功能密切相关，肾气足则气得以化，肾气虚则气不得化。

三焦为决渎之官，主行水，与心包相互络属、互为表里，三焦可根据部位划分为上、中、下三部分，主通调水道，能利气行水。

人的六腑均具有通降之性，能够传化转输水谷精微及津液，各腑正常排空内容物的过程是保证六腑气机畅通的根本，故又有六腑"以通为用，以降为顺"的说法。

第七节　五脏六腑之外的奇恒之腑

　　人体各生理器官中除五脏六腑外，还有一类称"奇恒之腑"，所谓奇恒之腑，也就是脑、髓、骨、脉、胆、女子胞（男子为精室）六者。奇恒之腑均为相对密闭的脏器，具有贮藏精气之功能，与五脏之生理功能类似但又区别于五脏，古代医家认为它们"似脏非脏、似腑非腑"，故称为奇恒之腑。奇恒之腑中除胆属于六腑之一，其余均与五脏没有明确的表里连属关系。

　　脑，位于颅腔中，下连脊髓，由精髓物质构成，具有主宰人体生命活动、调控人体情绪变化、思维意识等精神活动的作用，且与眼、耳、鼻、舌、口等孔窍相通，影响人体的视觉、听觉、言语、运动等功能；髓由肾脏贮藏之精气而化生，包括骨髓和脊髓两部分，能够对四肢骨骼及头脑的发育起到充养作用；骨与脉在五脏中已经提及，故此处不再加以论述；胆，既位列六腑之首位，又属于奇恒之腑，形态如囊中空，囊内盛有分泌物（消化液）——胆汁；女子胞是女性的内生殖器，形似倒置的梨，位于直肠之前、膀胱之后，胞宫之门户与外生殖器相连，具有主持月经、蓄藏精血、孕育胎儿等作用；精室（又称男子胞）是男子生殖之精的生成之处和贮藏之所，位于直肠之前、膀胱之后，与肾相通，主司精液的化生、贮藏及排泄功能，是生育繁衍之要器。

第八节 相互配合、内外络属的五脏六腑

五脏，即具有储藏精气作用的心、肝、脾、肺、肾；六腑，即具有传化输送作用的胆、胃、大肠、小肠、膀胱、三焦。

五脏之间存在着相生相克的关系，例如，心火下行至脾，脾温则脾气健运，脾生血之功能得以正常运行；"见肝之病，知肝传脾"是因为肝属木、脾属土，木克土故肝木病会累及脾土等。五脏之间的相生相克规律既能解释某些生理现象，又能在认识疾病的传变与演化时起到指导作用。

六腑之间相互配合、共同完成人体对饮食物的消化、吸收、转输、排泄等一系列过程，在这一过程中，胃受纳腐熟水谷的功能，胆分泌胆汁以促进消化吸收的功能，小肠区分食糜中清浊之气的功能，大肠传送糟粕、对津液进行重吸收的作用，三焦的气化作用，膀胱储藏与排泄尿液的作用，缺一不可。

　　五脏六腑之间亦存在对应的络属关系，脏属阴而腑属阳，脏属表而腑属里，脏腑之间相互配合，组成"心—小肠""肺—大肠""脾—胃""肝—胆""肾—膀胱""心包—三焦"六组脏腑络属关系。正是五脏六腑之间"相互络属、内应外合"，使得五脏六腑各自的生理功能得以正常运行，机体得以正常运转。

第四章

精、气、神，缺一不可

第一节　基本物质——气

气，是构成人体的基本物质，也是维持人体生命活动的最基本物质。中医学中的"气"说的是人体之气。我们在日常生活中，吸气、呼气时，就有气息在鼻孔中进出；剧烈活动时，会感觉到身体冒热气，这些热气是随着汗液蒸腾出来的；天气寒冷时，会看到口鼻呼出的白气。古人通过观察人体，经过一系列思考，逐渐形成了中医学"气"的概念。

气从哪里来

那么"气"究竟从何而来呢？

中医学中，"气"来源于三部分，一是先天之气，是父母的先天之精化生而来的；二是水谷之气，是我们吃的饮食物中的水谷之精化生而来的；三是空气中的清气，其中水谷之气与空气中的清气合称为后天之气。这三部分合在一起，就是一身之气。

先天之气是人与生俱来的，出生时就有的，父母结合形成胚胎的生殖之精，就是先天之精，储存在肾中，先天之精会化生出先天之气，因此，先天之气是人体之气的根本，是人体生命活动的原始动力。

水谷之气，是我们摄入的饮、食，经过脾胃吸收转化成营养物质，是人生存必需的基本要素。水谷之气散布全身，为人体五脏六腑所用，成为人体之气的主要部分。

自然界的清气，也就是大家呼吸的自然界的新鲜空气，人体必需，清气的摄入不仅仅需要肺的呼吸功能，还需要肾的纳气功能才能吸入体内。清气是生成一身之气的重要来源，随呼吸运动进入体内，不可间断。

由于水谷之气和清气都是人出生之后从外界获得的，所以又称为后天之气。

气有什么用

气具有激发和促进、温煦、防御、固摄、气化作用。

激发促进的"小马达"

气具有激发和促进作用。在人体的生长发育过程中，各个脏腑、经络、组织、器官的正常工作，血液的生成和运行，津液的生成、输布和排泄等，都必须依赖像"小马达"一样的气，发挥激发和推动作用。因为气是不停运动的，所以能产生激发和推动的作用。

气的激发促进作用体现在很多方面，包括激发和促进人体的整个生长、发育、生殖过程，各脏腑经络等组织器官的正常运作，精血津液的生成、输布、排泄；激发和兴奋人的精神活动等。

气是非常活跃的物质，是人体生命活动最基本的动力。如果气不足，那么气的推动、激活作用就会减弱，出现生长发育缓慢的症状，甚至出现早衰，脏腑等组织器官的正常功能减退；或者血液和津液的生成减少、运行缓慢，排泄输布碰到阻碍，引起津血亏虚、瘀血和水肿等各种病理变化。

温煦的"小太阳"

气具有温煦作用。气能够产生人体所需的热量，在外界寒冷的环境下，能够维持人体的正常体温，使人感到温暖。

人是恒温动物，在寒冷的冬季，维持人体体温依靠的就是气的温煦作用；此外，气还能温煦全身脏腑、组织、器官、经络，进行正常的生理活动；温煦精血津液，帮助其正常疏泄、运行、输布。

如果阳气不足，温煦作用减弱，人体体温就会下降，怕冷，手脚温度低，脏腑的生理活动受到影响，血和津液运行迟缓。就好像水在冬天结冰而停止流动，如果气的温煦作用减弱，血液流动速度会变缓慢，或者凝结不动，就会出现瘀血等症状。还可能因为某些原因，引起气都凝聚在一起，郁积而化热，出现不耐热、喜冷、发热等热象。

防御的"小城堡"

气具有防御作用。气能够抵御外界的邪气侵入人体，维护人体正常的生理机能。具有防御作用的气，称为正气或者卫气。如果气的防御功能正常，则外界邪气就不容易侵入人体。

人体正气有阴气和阳气之分，邪气也分阴阳。正气中的阳气部分，能抵抗寒冷等阴邪的入侵，并能祛除已经侵入的阴邪。正气中的阴气部分，能抵抗火热等阳邪的入侵，并能祛除已经侵入的阳邪。

若正气虚弱，抗邪力弱，防御作用低下，则容易感受外部邪气而发病，或发病后正气没有力气驱除外来的外气，病情就会加重或难以治愈。

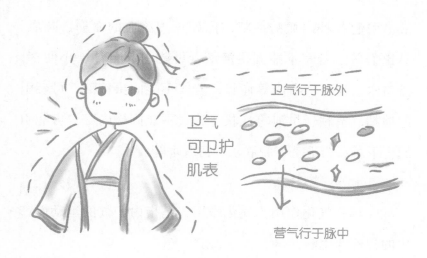

卫气行于脉外

卫气
可卫护
肌表

营气行于脉中

固摄的"吸尘器"

气具有固摄作用，指气能够控制人体中的液态物质，使其正常运行，防止其过度流失，保障其发挥正常的生理功能。

气的固摄作用表现在：固摄血液，使血液在脉中运行，防止血液流失到脉外；固摄汗液、尿液、唾液等，使其正常的分泌、排泄，防止其没有节制地流出体外；固摄精液，防止其过度排泄；固摄内脏，使内脏在体内保持稳定的位置，不随意移动。

如果气的固摄作用减弱，就会导致人体中的液态物质随意流失，没有节制，或内脏位置移动。若气不能固摄血液，引起各种出血的症状，比如一直流血的血崩、吐血、鼻出血等；若气不能固摄津液，可能引起自汗、小便多、流口水、泄泻、滑脱等症状；若气不能固摄精液，可能引起遗精、滑精、早泄等症状。若气不能固摄内脏，可能引起胃下垂、肾下垂、脱肛、子宫脱垂等。

气化的"加速器"

气具有气化作用。气化作用，是指由于气的运动而产生的各种变化。

人体的精、气、血、津液等物质的运行、输布、排泄，以及它们之间的相互转化，脏腑的正常生理活动，都依靠气的气化作用，所以气的气化作用是生命产生、发育、成长、衰老等一系列过程的根本原因。

气化所涉及的生命活动极其广泛，大体可以概括为两个方面：第一，饮食物经过脾胃等脏器的作用转化成营养物质，再进一步变为精、气、血、津液等生命物质；第二，将脏腑代谢产生的废物、浊气排出人体之外。

如果气化作用失常，整个生命过程会紊乱或衰退，特别是会影响饮食物的消化吸收，使饮食物在体内不能完全转化为营养物质，常导致血液、津液生成不足；影响汗、尿、大便的生成与排泄，导致排泄障碍，产生水肿、泄泻等病变；影响脏腑的功能活动，从而产生各种病变。

营养的"加油站"

气具有营养作用，气的营养作用是指气能够为人体的脏腑等提供营养物质，濡养机体。

饮食物中的营养物质，也就是水谷精微，经过脾胃的吸收化生出气血。循行在脉中，具有濡养作用的气，称为营气，营气来输送营养，濡养人体的脏腑、经络。

第二节　营养物质——血

血从哪里来

血液是经水谷精微化生而来的。人体所需要的营养物质都是由水谷精微提供，血液在脉管内运行，将人体所需要的营养物质运送到身体各处，濡养和滋润着各个脏腑器官，使其发挥正常的功能。

血有什么用

血具有濡养和化神的功能。

血的濡养作用主要体现在面色、肌肉、毛发、感觉和运动等方面。血液充足，血的濡养功能正常运作，就会表现为面色红润，肌肉壮实，毛发有光泽，感觉敏锐，运动灵活。肝脏有血液的濡养，眼睛才能看清事物；脚有血液的濡养，才能够行走自如；手有血液的濡养，才能握拳有力；手指有血的濡养，才能拿取东西。如若血量不足，濡养功能减弱，就会出现面黄肌瘦，皮肤没有水分，毛发枯黄，运动不灵活等表现。

机体的精神活动，也是由血液提供物质基础的。人体的精神活动是脏腑功能活动的外在表现，只有物质基础充足，人体的精神活动才能发挥正常的生理功能。如果机体血气充足，则精力充沛，神志正常，反应灵敏，思维敏捷。如果出现血的生成不足或过度亏损时，则可表现为精神不振、容易忘事、失眠、多梦、心情烦躁，甚至神志不清、昏迷等。

调养气血可以从日常生活做起，平时多吃优质蛋白，如动物肝脏、肾脏，鱼、虾、蛋类，新鲜的蔬菜水果等；经常参加体育锻炼和户外活动，呼吸新鲜空气，增强体力和造血功能。

第三节　液态物质——津液

津液，是人体中一切正常液态物质的总称，包括机体中的内在液体及其正常的分泌物。津液是人体中不可或缺的一部分，也是维持人体生命活动的基本物质。

津液从哪里来

津液是津和液的总称，它们两个在性状、分布和功能上有很多不同的地方。质地比较稀，流动性大，主要分布在体表皮肤、肌肉和孔窍，能够进入脉管之中，起滋润作用的，称为津；质地比较稠厚，流动性小，主要分布在骨节、脏腑、脑、髓等部位，起濡养作用的，称为液。

虽然津与液有很多不同之处，但两者都来源于饮食水谷，由脾胃化生而来，彼此可以相互转化，所以津液经常并称。

津液有什么用

津液存在于脏腑、形体、官窍等器官组织之间，对它们有滋润和营养的作用。并且，津液能承载人体的气，将其运送到全身各处，发挥正常的功能。津液还能够化生血液，影响血液的生成与正常运行。所以，津液不仅是构成人体的重要部分，也是维持机体正常生命活动必不可少的物质。

津液怎么行走

津液的输布过程主要是由脾、肺、肾、肝、心和三焦等协同完成的。津液在人体内的输布，主要依赖脾气的升发、肺气的宣降、肾气的蒸腾气化、心阳的推动、肝气的疏泄和三焦的通利。

脾主运化水液，就是说脾就像水管一样，管着水液往哪里走。其输布津液主要有两种途径或方式：一是将津液向上输送到肺脏，由肺气宣发肃降，将津液输送到全身各处来灌溉脏腑、形体和官窍等各个部位。二是将津液向四周分散，从而布散到全身。如果脾的功能异常，脾气输布津液障碍，就容易导致水液停聚在某些部位不能流动，出现痰饮、水肿、胀满痞塞等症状。

肺主行水，通调水道，为水之上源，就像暖瓶靠近瓶塞的位置。一方面通过肺气的宣发，将津液继续向上输送，布散到人体的上部及体表皮肤，就像从瓶塞往外冒出的热气一样；另一方面通过肺气的肃降，将津液向下输送，布散到人体的下部及内部脏腑之中，并将代谢后产生的废液向下输送到膀胱。如果肺气升降功能不正常，津液运行碰到障碍，水液停聚在一个地方，不能流动，就会出现痰饮、水肿病。

肾主水，对水液有蒸腾气化作用，主宰着津液的输布，这就好比用柴火在锅底烧水，随着温度上升，让锅里的水变成水气，肾就好比柴火。一方面，肾中阳气的蒸腾气化推动和控制各个脏腑的正常生理功能，使它们稳定发挥输布津液的功能。如果肾气亏虚，或肾阴肾阳失去协调，津液代谢就会失常。另一方面，肾脏本身也参与津液的输布。代谢后的废液由肺气的肃降作用向下输送到膀胱，经过肾气的蒸腾气化，将废液中有用的部分向上输布到上部，废液中没有用的部分转化成尿液，向下输送到膀胱。这一升清降浊过程，对整个水液代谢的平衡有着很重要的作用。

心主一身之血脉，心相当于君主的作用。津液和血液的输布依靠心阳的推动，帮助其正常运行。

肝主疏泄，调畅气机，气能够推动津液的运行，因此气机顺畅，津液才能够正常运行，推动津液的输布。如果肝疏泄功能异常，气机不通畅，就会影响津液的正常输布，导致水液不能流动，出现痰饮、水肿等症状，或者痰与气交结在一起，出现梅核气、瘿瘤、臌胀等病证。比如临床很多妇女因为生气，肝气不顺畅，就很容易得甲状腺结节等病。

三焦是水液和气机运行的通道。如果三焦水道不通畅，就会导致水液不能流动。

津液的排泄，是由肺、肾、膀胱、大肠、三焦等协同完成的，经呼吸道、汗、尿、大便排出体外。

肺气宣发，将津液向上输送，布散到口鼻，以及向外布散到体表皮毛，代谢的垃圾废物，有的通过口鼻排出，有的通过皮肤汗孔以汗液的形式排出。

肾主水，代谢后的浊液生成尿液，下输膀胱。在肾和膀胱的共同作用下，将尿液排出体外。

大肠传导糟粕，排泄大便，在排出粪便时，也带走一些残余水分。

三焦运行水液，水液通过三焦气化，将代谢的浊液生成尿液后，排出体外。

第四节　气血津液相依为命

气血津液之间有着相互依存、相互制约的关系。气、血、津液的性状及功能，均有其各自的特点。它们三者的组成，均离不开脾胃运化而成的水谷精微。在生理方面，三者既相互促进，又相互制约和相互转化；在病理方面，三者互相影响。

气血不分家

气与血是机体内非常重要的物质，在人体生命活动中有着重要的地位。气主动，属阳，有推动作用；血主静，属阴，有濡养作用。

气和血之间，气为血之帅，帅，即统帅、主管之义，是说血的运行，以及保证血液循脉运行而不逸出，均有赖于气的作用，气如同统帅指挥着血的行动；血为气之母，母，有源泉、根本之义，是说血可以为气带来营养物质，并具有运载气的功能，如果血大量丢失，气也会随之流失。

气为血之帅，包括气能生血、气能行血、气能摄血三个方面。

气能生血。气能参与、促进血液的生成。血液的生成需要多个脏腑以及营气共同完成，营气与津液进入脉管，化生血液，使血量充足。

气充足，化生血液的功能正常，血液就很充足；如果气不足，那么化生血液的功能减弱，就会导致血虚证，比如贫血。临床上治疗血虚病变，常用黄芪、党参等补气药物，就是来源于气能生血的理论。

气能行血。气能推动与控制血液在脉中稳定运行。血是液态物质，不能在脉中自行，必须依赖心气、肺气的推动，以及肝气的疏泄调畅。因此，气充盛，气机顺畅，血液就能够正常运行。反之，气不足就会导致推动无力，血液不能正常运行，或气机不通畅，不能推动血液，都会产生血瘀的病变。

气的运行发生逆乱，也会影响血液的正常运行，比如气向上冲逆，血就会随着气向上升，气向下沉过度就会导致血随着气向下异常运行，从而出现吐血、衄血、下血等病证，所以临床在治疗以上病证时，需要配合补气、行气、降气、升提的药物。

气能摄血。气能控制血液在脉中正常循行而不逸出脉外。气能摄血主要是因为脾气统血。脾气充足，能够正常地发挥统摄的作用，控制血液在脉中正常循行。如果脾气虚弱，不能够统摄血液，那么会导致血液在脉外异常运行，从而出现各种出血病证。

所以治疗这些出血病变时，常采用健脾补气方法，使气充盛，从而控制血液在脉中正常循行。在发生大出血的危重证候时，会大量运用补气药物，比如独参汤，就是这一理论的应用。

血为气之母，包含血能养气和血能载气两个方面。

血能养气，说的是血能够濡养气。在人体生命活动中，血为气提供必需的营养物质，所以血液充足，气就会充盛。一旦没有血的濡养，就会出现气的病变，所以血虚的病人往往会出现气虚的症状。

血能载气，是说气随着血液一同运行在脉管中，依附于血液，不会随意流失。因此，如果血液不充足，就会导致气无所依，也会出现气虚的症状。

血能养气、载气，可以概括地称之为血为气之母。气血和调，维护生命活动正常进行。如果血脱，那么气就会没有依附，浮散无根而致气脱，可见面色㿠白、四肢厥冷、大汗淋漓等症，所以大出血病人往往会有气随血脱的表现，治疗时除了补血之外，还会使用益气固脱之法。

气和津液相伴行

气与津液的关系类似气与血的关系。津液的生成、输布、排泄，是通过气的推动、固摄等作用，以及气的升降出入来完成的，而气在体内不仅依附于血，还依附于津液，津液也是气的载体。

气能促进和激发津液的生成。津液的生成来源于水谷精微，水谷精微由脾胃、小肠、大肠共同作用形成。在津液生成过程中，脾胃之气起到决定作用。脾胃之气充盛，那么津液充足。如若脾胃之气虚弱，津液生成不足，会导致津亏的症状，一般通过补气生津的方法来治疗。

气能够推动和控制津液正常运行。津液的输布、排泄等都离不开气的推动和调控，以及脏气的升降出入作用。津液由脾气生成，上输到心肺；心气推动津液与血液一起运行；肺主通调水道，肺气一方面将水液宣发到皮肤，布散于五脏六腑，另一方面将水液肃降于肾与膀胱，肾与膀胱通过气化作用，将水液之清蒸腾向上，复归于心肺，将水液之浊推动下行，形成小便排出体外。

津液的运行、输布及排泄都是由于气的有序运动而正常进行的。所以气是否充足，气机是否调畅，都会影响津液的运行代谢。如果气不充足，气的推动和调控作用无法正常进行，气化无力，或气停聚在某一部位无法流动，会导致津液停聚，出现痰、饮、水、湿等病理产物。在治疗时会将利水湿、化痰与补气、行气法相结合。

气控制津液以及代谢产物的排泄，防止体内津液无故流失。津液的代谢表现为开、合两种方式。开，就是把剩余的水液排泄出去；合，就是把人体需要的水液保留在体内。气控制和调节津液排泄，维持着体内津液量的相对恒定。

人体排泄水液的途径主要是尿与汗，卫气主毛孔的开合，使汗液不会随意地流失；肾气能够固摄膀胱，使尿液不会随意地排出等。如果气虚衰，固摄力量减弱，会导致多汗、自汗、多尿、遗尿、小便失禁等症状，在治疗时会应用补气法来控制津液的排出。

人体内的阳气通过蒸腾作用，会将津液转化成气，使其作用在人体的脏腑、组织等处，维持正常的生理活动。所以，如果津液不足，也会导致气虚。

在脉管外，气是由津液运载的，如果气不依靠津液，就会随意流动飘散。因此，津液的丢失，必定导致气的损耗。比如夏季常见的暑热病证，不仅会耗伤津液，也会导致气随着汗液而外散，出现少气懒言、无力的气虚症状。

因为气需要依附津液才能够正常地运行，所以津液对于气来说非常重要，津液输布代谢功能正常，气机就会调畅，这称为津行则气行。但是如果津液输布代谢功能出现异常，就会导致气机不畅的症状，这称之为津停则气滞。

津血同源共生

血和津液，都是人体内的液态物质，具有滋润和濡养作用。血和津液有着很密切的关系，它们都是由水谷精气化生而来，二者可以相互资生，相互转化，这就称为"津血同源"。

津液是血液中的重要组成部分，津液是由饮食物所化生而来的，然后进入脉管之中，与营气相结合，变成血液。并且，分布在肌肉、脏腑、组织之间等部位的津液，也会进入脉管之中，来补充血液。

所以，当我们摄入的饮食物不足时，脾胃功能就会受到影响，或大量出汗、大量呕吐、大量泄泻；严重烧烫伤的时候，脉管外的津液就会减少，这时候脉管内的津液就会到脉外来，补充脉外不足的津液，这就会导致血量减少，或者血液变得浓稠，出现流动不顺畅的病变。

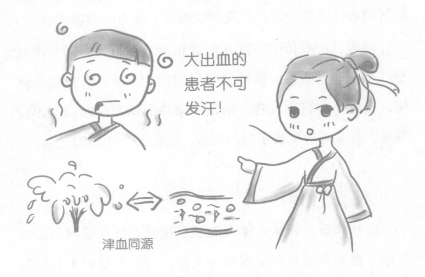

津血同源

血液行于脉管之中，渗出脉外会转化成为津液，用来濡养脏腑器官，并且可以补充脉管之外津液的不足。如果血流量不足，特别是在失血的时候，脉管中的血量变少，不能化为津液，这时需要脉管外的津液进入脉中，补充流失的血液，这样就会导致津液不足的病证。所以在对失血者进行治疗时，不可以使用发汗的方法。

第五节　生命活动的主宰——神

人体之神，是指人生命活动的主宰及其外在表现的统称。含义有广义与狭义之分。广义之神是人体生命活动的主宰或其总的表现，包括形色、眼神、言谈、表情、应答、举止、精神、情志、声息、脉相等方面；狭义之神指人的意识、思维、情感等精神活动。

人体内的精气血津液，是神产生的物质基础。

五脏藏精，精化生气血。五脏的精气血充盛，那么五脏中的五神就安定，表现为神志清楚、思维敏捷、反应灵敏、运动灵活、睡眠安好、意志坚定、刚柔相济；五脏的精气血不足，就不能化生或者濡养五神，会导致五神的各种病变。

各个脏腑的功能正常，精气血化生充足，那么神旺；脏腑机能异常，精气血化生不足，就会导致神衰。中医在诊断疾病过程时，首先要望神，看一个人的神态如何，再结合闻声、切脉来判断病人的具体情况，我们通过神的盛衰来，了解脏腑之中精气血是否充足，从而判断疾病的预后状况。

脏腑精气对自然环境与社会环境的各种刺激做出应答，便产生了意识、思维、情感等精神活动。自然环境与社会环境的刺激作用于心及其他脏腑，做出相应的反应则产生了相应的情绪、意识、思维、认知、感觉等精神活动。

神是人体各种生理活动的主宰，是人生命活动中最为重要的体现。

神是由精、气、血、津液等物质生成的，又能够反作用于这些物质，调节精气血津液的代谢。

脏腑之中的精气化生出神，神也能主宰脏腑精气，调节其正常的生理活动。比如神可以调控脏腑之气，使其升降运动可以有序地进行。神的存在是脏腑生理机能正常与否的反映。

神的盛衰可以反映人体生命力的盛衰，因此我们说神是人体生理活动和心理活动的主宰。精、气、血、津液充足，各个脏腑可以协调工作，正常发挥其作用，情志舒畅等都离不开神的统帅和调节。

第六节 生命的本原——精

精，是由来自先天的父母生殖之精与后天而来的水谷精微相互结合，形成的人体之中最基本的物质。

中医学的精，有狭义之精、广义之精和一般意义之精的区别。狭义之精，是指可以繁衍后代的生殖之精。广义之精，指人体之中各种液态精华物质，如先天之精、生殖之精、脏腑之精，以及血、津液等。

人体之精是由禀受于父母的先天之精与后天获得的水谷之精相结合而生成的。先天之精来自于父母，是生命的本原，父母的生殖之精相合，孕育了生命，转化为子代的先天之精；后天之精来源于饮食水谷，又称"水谷之精"。人体必须吸收食物水谷转化成的水谷之精，水谷之精与津液相合，再经过脾气转输至全身各处。

人体之精，是以先天之精为本，并得到后天之精的不断充养而成。先天之精或后天之精不足，都会导致发育迟缓、早衰、生殖力低下及营养不良的发生。

精对于人体而言具有非常重要的作用。

生殖之精具有繁衍生命的作用。在人形成之初，先天之精藏在肾脏，但也会受到其他脏腑之精的濡养。肾气充盛，人体生长发育旺盛，人体发育到一定的年龄就会产生"天癸"，使人体具有生殖功能，来繁衍后代。因此，精是生命的本原。

精能濡养各脏腑官窍。先天之精与后天之精充盛，各脏腑的生理机能正常。如果先天禀赋不足，或者后天之精化生不足，那么脏腑之精亏虚，脏腑不能发挥正常的生理功能。如肾精不足，会导致生长发育迟缓或性功能减退，导致生育能力下降；脾精不足，可见营养不良，气血衰少；肺精不足，则见呼吸障碍，皮肤没有光泽。

精可以化生血液，是血液生成的来源之一。肾精充盈，则肝脏得到滋养，血液生成充足，故精足则血旺，精亏则血虚。

精可以化生为气。先天之精可以化生为先天之气，水谷之精可以化生为谷气，再加上肺吸入的自然界的清气，从而形成一身之气。因此，精是气化生的本原。

精能化神。神是人体一切生理活动的主宰，精是化生神的基本物质。神对精的生成、疏泄也有促进和调控作用。

第七节　精气神的关系

精、气、神三者相互依存，相互为用。精可以化生出气，气能够化生出精，精与气之间是相互化生的关系；精气能够化生出神，精气能够濡养神，精与气都是神的物质基础，反过来神又能够统率精与气。

气能生精。肾中所藏的先天之精，依靠后天水谷之精的濡养，所以脾胃之气充足，功能正常，才可以将饮食物中的营养物质用来补充脏腑之精，濡养脏腑之精之后还剩下的部分，会进入肾中来补充先天之精，合为肾精。因而，精的生成依赖于脾胃之气的充足和升降协调，气充及升降运动协调，则肾精充足；气虚或升降失调，则不能化精而致精亏。

气能摄精。气不但能促进精的化生，而且能固摄精，防止其无故耗损外泄。因此，由于气虚而致精的化生不足，会出现精亏，或精不固摄证，在治疗过程中一般应用补气生精、补气固精的方法。

精能化气。人体之精输布于五脏六腑，濡养各脏腑组织，促进气的化生。各脏之精化生各脏之气。气的生成最基本的物质就是精，各脏之精充足则各脏之气化生充沛，就能够推动和促进各脏腑组织的生理活动正常、有序。

精气化神。神是由精和气化生而来的，通过精与气的濡养才能够发挥正常的生理活动。精盈则神明，精亏则神疲，气充则神明，气虚则神衰，故称气为"神之母"。

神驭精气。神以精气为物质基础，但神又能驭气统精。人体的一切生理活动都是由神来主宰、统率的，包括精、气、血等物质的新陈代谢。

总之，精、气与神的关系是物质与精神的对立统一关系。

第五章

探寻疾病的源头

　　人的身体本来是健康的，但是有时候人们也会生病。生病了之后，人们总是不自觉地想：我是为什么会生病呢？这个原因，就是咱们现在所说的疾病的源头，也就是病因。"病因"，顾名思义就是使人体产生疾病的原因，也就是"致病因素"。中医认为，病因有六淫、七情、劳倦、饮食、外伤、疫疠，以及先天因素、瘀血、痰饮、结石等。

　　饮食劳逸、外感六淫、内伤七情等，在机体生理功能正常、正气旺盛时，都无法使人发病；但是在正气虚弱之时，机体生理功能等活动无法与变化相适应，就会成为致病因素，人就会生病。

　　疾病的原因和结果在其发生、发展过程中，相互作用、相互制约，有时可以相互转化。在某一个病理阶段，某些病理产物是疾病的结果；但在另外一个阶段，可能又成为新的致病原因。比如，脏腑气血功能失调，可形成瘀血、结石等病理产物，而这两种病理产物形成后，停留在体内，又成为新的病因，导致其他疾病。

　　病因学涵含了中医的整体观念，人体内部的各脏腑、组织、功能，以及人体与自然社会环境是一个整体。

中医学探求病因的方法，主要包括两种。

第一种是详细地询问发病的经过、相关情况等，用以推测病因，比如情志因素、外伤、传染因素等。

第二种是辨证求因，就是根据疾病的主要临床表现，进行综合的分析来推断病因。比如自然界的风，善行、主动，所以全身游走性瘙痒或疼痛的病因，就考虑为"风"邪。但是辨证求因的依据是病因作用于人体之后的临床表现，所以有时与实际病因并统一。

本章根据疾病的形成过程、发病途径，将病因归结为四类：外感病因、内伤病因、病理产物形成的病因、其他病因。

第一节 外感病因

外感病因是由外进入，多经皮毛、口鼻侵入人体，导致外感疾病的致病因素，主要包括六淫和疫疠两大类。

六淫最常见

六淫，指的是风、寒、暑、湿、燥、火这六种外感病邪。

六淫和自然界中正常存在的六气有哪些区别呢？

六气，是指六种正常存在于自然界的气候：风、寒、暑、湿、燥、火，又称六元。这些正常的自然界的气候变化，对人体没有害处，是万物生长的重要条件。在长期的生命实践中，人们加深了对六气的认识，掌握了六气的变化特点；并通过一定的自身调节机制，使人体的生理活动适应六气的变化。所以，正常的六气一般不容易引起疾病。

正常六气的变化有一定的规律和相应的限度。如果有异常的气候变化，六气发生不及或太过，比如冬天不够冷，或者是太过寒冷；或者非其时而有其气，比如春季应当变暖，但是却出现寒冷的情况，秋季应当变凉但还很热；或者气候的变化过于急骤，比如突然变暖或者突然变寒冷，人们都不能适应，易产生疾病，这时"六气"成为新的致病因素，由对人体无害的"六气"，转化为对人体有害的"六淫"。

异常的气候变化来袭，不能适应这种变化的人就会发生疾病，便是六淫致病。有时气候虽然正常变化，也有人会因为自己的适应能力比较差，从而发生疾病，这种情况下，正常的六气变化对患者来说也是"六淫"。

六淫邪气，主要包括风、寒、暑、湿、燥、火。它们有自己的自然特性，发病有相对应的季节规律。同时，六淫各有不同的性质特点，所以有不同的致病特征，从而出现不同的临床表现。

春季主气——风邪

风邪的自然特性是轻扬开泄、善动不居，四时皆有，是春季的主气。风邪引起的疾病，在春夏秋冬每个季节都可以发生，但是春季最多。

风邪的基本性质，包括风性轻扬，善行数变，风胜则动，风为百病之长。

第一，风轻扬开泄，是指风为阳邪，轻扬升散，向上、向外升发。所以风邪常常容易侵犯人体上部、肌表、腰背等属于阳性的位置。开泄，是指风邪侵犯机体，容易造成腠理疏松，皮肤门户打开。风邪侵袭皮肤肌表，皮肤汗孔开张，所以怕风、汗出；风邪向上扰头面，会头晕头痛、面肌麻痹；风邪伤肺，就会鼻塞、流涕、咳嗽、咽痒等。

第二，风善行数变。善行，是指风善于行走，病位没有固定的地方，经常游走，善动不居。比如荨麻疹、风疹、瘙痒、皮疹此起彼伏，发无定处；行痹则可见四肢关节疼痛，并且游走不定，都是因于风邪比较旺盛。"数变"，指的是风邪致病变化比较快，来去都很迅速，病程不长。比如风疹、荨麻疹，皮疹时隐时现；癫痫、中风后，会突然昏倒，不省人事。

第三，风性主动，是指风邪摇动不定。经常有眩晕、抽搐、震颤等症状，所以说"风胜则动"。

第四，风为百病之长，是指风邪致病特别广泛，外至皮肤，内达脏腑，上可至头部，下可至足膝，无处不至，总之风邪可以侵袭全身的任何部位。在临床上，风邪侵犯人体比较多见，外感疾病的主要致病因素也是风邪，寒、湿、火、燥等外邪，经常会依附于风邪，侵袭人体，导致疾病发生。所以说风为百病之长，六淫之首。

冬季主气——寒邪

寒邪的自然特性是寒冷、凝结，是冬天的主气，所以冬天最常见寒病。冬季温度较低，如果缺乏保温防寒措施，人就会感受寒邪，发生疾病。另外，也会因淋雨涉水、贪凉露宿、过饮寒凉食品而感受寒邪。寒邪的基本特征是寒冷、凝滞、收引。

第一，寒邪易伤阳气，是指寒的性质属于阴，有阴气的表现，属于阴邪。阴寒本来可以被阳气制约，但若过于亢盛，人体阳气就会被阴寒所伤。所以寒邪最容易损伤人体阳气。如果寒邪在肌表，郁遏卫阳，就会发热、恶寒、无汗，称为"伤寒"。如果寒邪直接侵袭人体内部，损伤脏腑阳气，称为"中寒"。如果损伤了脾阳，就会呕吐、腹泻、脘腹冷痛；如果寒邪损伤心肾阳气，可以导致精神萎靡、手足厥冷、恶寒蜷卧、下利清谷、脉象微细等临床表现。

第二，寒性凝滞，凝滞就是凝结、阻滞不通的意思。在阳气的温煦和推动下，人体气血津液才会正常运行，畅通无阻。寒邪侵犯人体，就会导致经脉气血凝结，阻滞不通，不通则痛，从而出现各种疼痛症状，寒证的重要特征之一就是疼痛。寒冷导致的疼痛，得到温煦就会减轻或缓解疼痛，也就是"得温则减"。如果寒邪侵袭肌表，经脉都凝滞了，头身肢节就会剧痛。如果寒邪直接侵袭人体内部，阻滞了气机，那么胸部、脘部、腹部就会冷痛或者绞痛，也就是"逢寒增剧"。

第三，寒性收引，指寒邪收缩、牵引、拘急。人体受到寒邪的侵袭，气机收敛，腠理闭塞，经络和筋脉就会收缩牵急。如果寒邪侵袭肌表，腠理闭塞，卫阳郁闭，那么就会发热、怕冷、无汗。如果寒邪侵袭了人体的经络、关节，那么筋脉就会拘急、收缩，从而导致屈伸不利、拘挛疼痛。

夏季独有——暑邪

暑是夏季的主气，是火热性质的邪气。暑邪致病主要发生在夏至之后、立秋以前，具有明显的季节性。暑邪致病只有从外面感受的，没有人体自己产生的。暑性炎热，主升散，多夹湿。

第一，暑性炎热，指暑邪是盛夏的火热之邪，夏季气候炎热，火气大，暑邪属于阳邪。暑邪侵袭人体，多表现为高热、心烦、面赤、目红等热性症状，这也是我们夏天常见的。

第二，暑性升散，是指暑为阳邪，阳主升散，所以暑邪侵犯人体，会使皮肤毛孔打开，就会大汗淋漓。汗多会伤及津液，就会口渴，喜欢喝水，唇舌干燥，尿赤短少。严重的还会出现乏力，气短，甚至突然昏倒，不省人事，中暑等。暑热之邪还会扰动心神，导致心烦、闷乱不宁等症状。

第三，暑多夹湿，是指暑季炎热、潮湿多雨，湿热弥漫在空气里，暑、湿常常一起侵犯人体，出现发热、心、口烦渴等暑热的症状，这在中国南方更常见；同时又有胸闷、四肢乏力、恶心、呕吐、大便稀薄不爽等湿阻的症状。

长夏主气——湿邪

湿有重浊、黏滞、趋下的特点，是长夏的主气。夏秋之交，湿和热混合熏蒸，水气上腾，湿气最为旺盛，所以在一年当中，长夏最经常见湿病。也可能是因为淋雨涉水、居处潮湿，或从事水上工作，从而湿邪侵袭人体，导致疾病的发生。湿的性质和致病特征，是指湿为阴邪，可阻滞气机，易伤阳气，具有重浊、黏滞、趋下的性质。

第一，湿为阴邪，易阻气机，损伤阳气，是指湿邪侵犯机体，滞留在脏腑经络，最容易阻滞气机。胸胁是气机升降的通路，湿邪阻塞胸膈，气机不通畅，所以胸闷；湿邪阻塞脾胃，脾胃升降不正常，没法运化食物，所以会脘腹痞胀、不想吃饭、大便稀溏等。阴胜就会使阳生病，湿是阴邪，所以湿邪容易损伤阳气。因为脾脏喜欢干燥，讨厌湿润，若感受湿邪，往往先使脾生病，脾阳不振，没法正常运化水谷，水湿停聚在脾，就会出现水肿、泄泻、小便短少等。

第二，湿性重浊，"重"就是沉重、重着的意思。湿邪所导致的疾病，经常有沉重的特征，比如四肢倦怠、沉重，头重、身困等。如果湿邪从外侵袭肌表，就会出现头昏沉重，像有东西裹着一样。如果湿邪在经络关节滞留，就会出现关节重着疼痛。"浊"，是浑浊、秽浊之意。所以湿邪致病，会出现秽浊不清的分泌物、排泄物。比如湿浊在上，可以出现眼眵多、脸面有污垢。如果湿邪滞留大肠，就会出现大便溏泄、下痢黏液、脓血。如果湿邪侵犯肌肤，就会有湿疹、疮疡等。

第三，湿性黏滞，即黏腻、停滞。湿性黏滞，指湿邪致病的特点是黏腻和停滞。包括症状黏滞，比如大便黏腻不爽、小便滞涩不畅、舌苔黏腻。同时，病程缠绵，胶着难以解除，所以湿邪导致的疾病，大多起病隐匿缓慢，病程较长，时起时伏，缠绵难愈，反复发作，比如湿疹就是这样。

第四，湿性趋下，指湿和水类似，所以湿邪有往下走的趋势，容易损伤人体的下部，比如水肿，大多是下肢更明显。

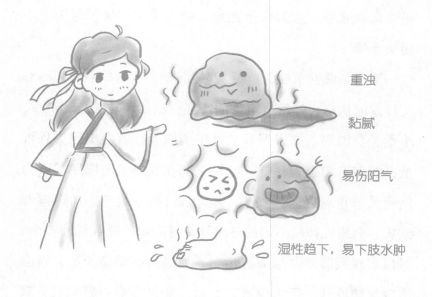

重浊

黏腻

易伤阳气

湿性趋下，易下肢水肿

秋季主气——燥邪

燥有干燥、收敛、清肃的自然特性，是秋季的主气。秋季缺乏水分，气候干燥，所以多见燥病，分为温燥、凉燥。初秋久晴无雨，秋阳暴烈，尚有夏热之余气，燥热相合，侵犯人体，多见温燥之病。深秋近冬的时候，西风肃杀，燥寒相合，侵袭人体，多见凉燥之病。燥邪的基本特征是干、涩，易伤肺脏。

第一，燥性干涩，容易损伤津液。秋天到了，大家容易觉得嘴里、鼻子很干。干燥、涩滞、枯涸都是燥的特性，燥邪侵袭机体，容易耗伤津液，出现口唇、鼻咽干燥，毛发干枯无光泽，皮肤干燥皲裂，大便干燥，小便短少等干燥的临床症状。

第二，燥易伤肺。燥是秋天的主气，最容易伤肺。肺喜欢湿润，讨厌干燥，主气，司呼吸，在外合于皮毛，开窍于鼻。燥邪伤害人体，经常是从口鼻进入，使肺无法正常宣发肃降，肺阴损伤，就会出现干咳，痰少，或难以咯出黏痰，或痰中带血，或胸痛、喘息等，比如夏秋换季的时候，咱们就很容易干咳。

不受季节限制——火邪

火具有炎热的特性，旺于夏季。因为夏季主火，所以火与心气相应。然而，火邪并不受季节气候的限制，致病也没有特别明显的季节性。生理之火，是指一种维持人体正常生命活动所必需的阳气，有温煦、生化的作用，是正气，又称为"少火"。病理之火，是阳盛太过，耗散正气，称为"壮火"。

火邪的产生，其一是感受温热邪气；其二是由风、寒、暑、湿、燥等外邪转化，也就是"五气化火"。此外，脏腑功能紊乱，气血阴阳失调，长久情志过度也可以化火，即"五志化火"。火邪的性质，包括火性炎上，生风动血，耗气伤津，易致疮痈，扰乱心神等。

第一，火为阳邪，易伤津耗气，指人体的温热靠气化产生，热盛会消耗气，逼迫津液往外泄，使人体阴津耗伤。火邪伤人，常常表现为一派热象，如高热、面赤、脉象洪数，并且往往伴有口渴喜饮、舌咽干燥、小便短赤、大便秘结等津液耗伤的征象。除此之外，火邪迫使津液外泄，津液虚少，气没有来源化生，所以有少气懒言、肢体乏力等气虚的症状。

第二，火性炎上，指火具有燔灼向上的特性。火邪致病经常出现炎上的特性，常侵犯人体的上部。比如胃火炽盛，就会齿龈肿痛、牙齿出血；肝火上炎，则见头痛如裂、眼睛红肿痛等。

第三，火邪易生风动血，指火热之邪容易导致肝风内动，迫使血液妄行。火邪侵袭机体，肝经被火灼伤，津血耗伤，筋脉失去濡养，从而导致肝风内动，称为热极生风，临床可见高热、神昏、胡言乱语、眼睛上视、颈项强直、四肢抽搐、角弓反张等症状。此外，火热之邪可灼伤脉络，使血液妄行，引起衄血、吐血、尿血、便血等各种出血，以及皮肤发斑，妇女月经过多，甚至崩漏等症状。

第四，火邪易扰心神，火邪损伤机体，最容易扰乱人的神明，导致失眠、心烦、狂躁不安、神昏、胡言乱语等。

第五，火邪易致肿疡，指火邪进入血分，停聚在局部，血肉腐坏，导致红肿热痛的疮疡痈肿。

传染大王——疠气

外感病因常见的就是六淫，即风、寒、暑、湿、燥、火之邪，除此之外，还包括传染大王——疠气。

疠气又称戾气、疫气、毒气等，具有强烈的传染性，可以通过空气和接触传染。疠气和六淫是不同的，疠气具有强烈的传染性，是人体无法直接观察到的一种微小物质，并不是由于气候变化而产生的。由疠气导致的具有剧烈传染性、流行性的这类疾病，称为疫、疫疠、温疫、瘟疫等，包括了现代许多传染病。

疠气有其特定的性质及致病特点。

一是发病急骤，病情危笃。疠气热毒炽盛，发病急骤、来势凶猛、病情多险恶、变化多端、传变较快。就像春天的流行性感冒，来得特别急，也特别凶猛，致病性特别强。

二是传染性强，容易流行。疠气可通过口、鼻等途径在人群中传播，具有强烈的流行性和传染性。疠气致病既可以大面积流行，也可以散在发生。所以，疫疠的特点是流行广泛、传染性强和死亡率高。

三是特异性，指疠气在发病部位、发病种类上具有一定的特异性。疠气如何传播，作用于哪个脏腑，都有特异性的定位。疫疠之气对人体的作用部位，有特定的选择性，会在机体不同部位产生相对应的病证。不同的疠气会导致不同的疫病，并且都有一定的规律，某一种疠气流行时，临床症状基本相似，就是我们常说的"一气致一病"。

总之，六淫、疠气都属于外感病邪，其致病特点、性质有所不同，因为它们都可以导致火热类的疾病，所以统称为外感热病。

第二节 内伤病因

有些人并没有感受外来的邪气，但是也会生病，这是为什么呢？原来，疾病也会从内而生，这就是我们要说的内伤病因。内伤病因，就是说是因为人的行为、情志超过了调节范围，损伤了脏腑，比如劳逸失当、七情内伤、饮食失宜等。内伤病因，并不是外邪侵袭，而是自内而向外发生的疾病，所以称为内伤，是与外感病因相比较而言的。

内伤病因，主要包括七情、劳逸和饮食失宜三个方面。

七情这样使人生病

七情指的是怒、喜、思、悲、忧、惊、恐，这七种正常的情志活动，是人的精神意识对外界事物所做出的反应。七情分属五脏，与人体的脏腑活动有密切关系，以怒、喜、思、悲、恐这五种为代表，分别属于肝、心、脾、肺、肾。

七情是人体对客观事物的反应，正常情况下，人一般不会发病。只有剧烈、突然或是长期持久的情志刺激，机体自身无法调节正常的生理活动，脏腑气血功能紊乱，才会导致疾病的发生。

人体本身的耐受、调节能力，决定了七情能否致病。七情致病与六淫不同，六淫主要是通过皮毛、口鼻侵入人体，七情则是直接影响人体的脏腑，导致疾病，病由内而生，也就是"内伤七情"。

人的情志活动，常与脏腑气血密切相关。脏腑精气血是人体精神情志活动的物质基础，并存在一定的规律。肝主怒，过于生气就会伤肝；心主喜，过喜伤心，范进中举就是喜极而疯；脾主思，过思伤脾；肺主悲、忧，过悲、过忧伤肺；肾主惊、恐，过惊过恐伤肾。也就是说，脏腑病变可以发生相对应的情绪反应，过度的情绪反应又会损伤相关脏腑。

七情有特定的致病特点。

第一，七情与精神刺激有关。七情所导致的疾病，与精神刺激有明显的关系。在整个发病过程中，病情可随着情绪的变化而变化。比如狂病，大多因为悲愤恼怒，损伤肝胆，无法宣泄，内郁化火，煎熬津液，痰火从内而生，心神被蒙蔽，神志逆乱，产生狂病。所以精神因素对于疾病发生、发展，有比较确切的作用。

第二，七情直接损伤脏腑。七情过激会影响脏腑的生理活动和功能，发生病理变化。而不同的情志刺激会损伤相对应的脏腑。比如喜伤心，心伤则思想不能集中，精神涣散，精神失常。思虑过度，损伤脾，使脾失健运，可见食欲不振、脘腹胀满等症状。

第三，七情影响脏腑气机。七情变化，五志过于极端，就会导致气机失调，出现郁滞、逆乱的情况，机体就会发病。

第四，七情与病情变化和情志波动关系密切。异常情志波动更容易影响七情导致疾病，或会加重病情，或使病情迅速恶化。如眩晕属肝阳上亢者，一遇到恼怒，肝阳暴张，气血一起往上走，就会出现眩晕、想要仆倒在地，甚则口眼歪斜、半身不遂，也就是发生了中风病。

七情会影响脏腑的气机，使气机紊乱，主要的病理变化包括下面几个方面。

一是"喜则气缓"。一般情况下，喜能够缓和紧张的情绪，气血和缓，心情平静而舒畅。突然大喜，会使心气涣散，乏力，注意力不集中，懈怠，甚至失神、心悸、狂乱等。

二是"怒则气上"。怒是肝之志。遇事时愤怒或者事不遂意时，产生的激怒是一时性的，一般不会导致疾病。但是过度愤怒，会影响肝气疏泄，致使肝气上逆，发为疾病。肝气上逆，血随气升，就会出现头痛，头晕，面赤，耳鸣，呕血，呃逆，昏厥等。

三是"思则气结"。气结是脾气郁结的意思。脾之志为思，思考本来属于机体的正常生理活动，如果思虑太过，脾气郁阻在中焦，水谷不能消化，导致不想吃饭、腹胀、脘痞、大便溏薄、肌肉消瘦。思发于脾，成于心，太过思虑，不仅伤及脾脏，也伤及心血，心血虚弱，无法养神，导致心悸、怔忡、健忘、失眠、多梦等。

四是"悲则气消"。悲哀太过，往往会耗伤肺气，使人意识消沉，可出现乏力、胸闷、气短、懒惰、精神萎靡不振等症状。悲忧伤及脾脏，阻塞三焦的气机，没法运化，就会四肢萎弱、脘腹胀满等。

五是"恐则气下"。若因意外惊恐或者长期恐惧，损伤肾气，即所谓的"恐伤肾"。若是精神过于恐惧，肾气不固，就会出现骨痿、大小便失禁、遗精等。

六是"惊则气乱"。气乱说的是心气紊乱。心主血，藏神，若突然受惊，人体心气容易紊乱，气血不调，就会出现气短、心悸、失眠、心烦，甚至精神错乱等临床症状。

劳逸不当也致病

此外，劳逸也是内伤病因的一个重要方面。

劳逸，包括过度劳累和过度安逸。人进行正常的体育锻炼和劳动，会使气血流通，体质增强；适度休息，会缓解、消除疲劳，恢复体力和脑力，对健康是有益的。但长时间的体力劳动、脑力劳动、房劳过度等，会过度劳累；而与之相反，过度安逸，不劳动、不运动，则会过度安逸，也会成为致病因素，导致疾病的发生。

过劳，即过度劳累，包括劳力过度、劳神过度、房劳过度这三个方面。

其一，劳力过度，是指超过体力所能负担的劳动，或者长时间不适当活动，积劳成疾，出现少气无力、形体消瘦、四肢困倦、精神疲惫、不想说话等。

其二，劳神过度，指过度思虑，会使心血、脾气耗伤，可见心悸、健忘、失眠、多梦、腹胀、纳呆、便溏等。

其三，房劳过度，指房事不节、过度，会使肾精耗伤，出现腰膝酸软、眩晕、精神萎靡不振、耳鸣，男子可见遗精、滑泄、性功能减退、阳痿等。

过逸，即过度安逸。长期不劳动、不锻炼，会减慢人体气血运行，使气血流通不顺畅，筋柔骨脆，脾胃呆滞，体弱，精神疲倦；或形体虚胖，心悸、汗出、动则气喘等，或者继发他病。

饮食不调易致病

饮食失宜也是内伤病因的另一个重要方面。

健康的必要条件是饮食。食物化生水谷精微，生气血，维持人体正常的生长发育，保证生存及健康。饮食失宜，是导致许多疾病的重要原因，首先会损伤脾胃，导致消化机能障碍；同时，还会生痰、生湿、生热，导致多种病变。

饮食失宜主要包括饮食不节、饮食偏嗜和饮食不洁这三个方面。

一是饮食不节。过饥、过饱均可导致疾病发生，所以饮食应适量。过饥，就是过于饥饿，会气血衰弱，导致形体消瘦，正气虚乏，抵抗力降低，容易发生其他的疾病。过饱或者暴饮暴食，脾胃无法消化吸收，饮食阻滞，导致脘腹胀满、吐酸水、厌食、呕吐、泄泻等，我们吃自助餐之后，就很容易出现这种情况，大家都有这种体会。

小儿脾胃功能较弱，食量不能自己控制，更容易发生过食损伤脾胃的病证。食物滞留的日子久了，就会郁积而化热，又可聚湿、生痰，可见手足心热、心烦易哭、面黄肌瘦、脘腹胀满等症状。另外，在疾病刚要痊愈的时候，饮食不节会使病情改变，称为"食复"，比如在热性病刚刚恢复的时候，脾胃比较虚弱，过量饮食或进食难消化的食物，食滞化热，与机体还没散出去的热相结合，热邪就会停留在人体，从而导致疾病迁延很多天或者复发。

二是饮食偏嗜。饮食结构合理，营养组成多样，适当调节，才会使人体获得各种必要的营养成分。如果饮食结构不合理、过分偏好摄入某些食物，或饮食五味有明显的偏嗜，或者饮食过热、过寒，都会导致阴阳失调，发生疾病。

饮食偏嗜的一个方面是五味偏嗜。人的气血都由饮食五味所化生。合理的膳食结构给予机体充足的营养，满足日常生命活动。日常膳食应合理调配，有齐全的谷、肉、菜、果，以谷类为主，以肉类为副，其充为菜，其助为果。偏食的孩子就容易生病。

同时五味与五脏也有特殊的亲和性，如苦入心、酸入肝、甘入脾、辛入肺、咸入肾。如果长期间嗜好某种食物，该脏腑的机能就会偏盛或偏衰，长久就会损伤其他脏腑，导致疾病的发生。如多食酸味食物，会皮肉皱缩坚厚，口唇干薄甚则掀起；多食苦味食物，会皮肤干燥皱裂，毫毛脱落；多食甘味食物，会头发脱落，骨骼疼痛；多食辛味食物，会爪甲枯槁，筋脉拘急；多食咸味食物，会血脉凝滞，面色失于光泽。生病时尤其应注意饮食禁宜，饮食与病变相宜会辅助治疗，使疾病好转；反之，就会加重病情。

饮食偏嗜的第二个方面，是偏寒偏热。饮食要寒温适中，若偏食寒凉生冷，脾胃阳气损伤，内生寒湿，可见腹痛、泄泻等，比如夏天老喝冰汽水，就容易拉肚子。若偏食辛温燥热之品，胃肠就会积热，导致腹部胀满疼痛、口渴、便秘、痔疮等，比如吃辣椒等容易长口疮、便秘。

三是饮食不洁。食用了不卫生、不清洁的食物，会出现腹痛、呕吐、泄泻、痢疾等多种胃肠道疾病；或引起与蛔虫、蛲虫、寸白虫等相关的寄生虫病，导致腹痛、面黄肌瘦、嗜食异物等。一旦摄入腐败变质、有毒的食物，会出现食物中毒，常见腹痛剧烈、吐泻等，严重者甚至会昏迷、死亡。

第三节　病还致病更麻烦

在疾病发生和发展过程中，致病因素形成的病理产物，可以成为致病因素，作用于人体，产生新的病理变化，这种病因称为"继发性病因"，常见水湿痰饮、瘀血和结石三大类。

纠缠不休的痰饮

水湿痰饮这种病理产物，是人体水液代谢障碍形成的。痰饮是致病因子与病理结果的统一体，痰饮作用于人体，脏腑功能失调，会导致多种复杂的病理变化。湿聚成水，水积成饮，饮凝结成痰，或阳气煎熬，炼液为痰，痰的质地稠黏，浓度较大；饮是阴气凝聚形成的，水聚为饮，质地清稀，浓度较小。一般分为有形痰饮和无形痰饮。有形痰饮，视之可见、闻之有声、触之可及，如咳嗽的痰液、喘息的痰鸣等。无形的痰饮只见其症，不见其形，看不到实质性的痰饮，可表现为头晕目眩、心悸、神昏等。

痰饮的致病特点包括五个方面。

一是阻碍气血经脉的运行。人体的气在全身运行的时候，水湿痰饮也跟随着流行，痰饮流注经络，会导致经络阻滞，气血运行不通畅，就会出现肢体麻木、屈伸不利，甚至半身不遂等症状。如果局部聚集，就会形成淋巴结核、疮肿。

二是阻滞气机升降出入。水湿痰饮是有形的病理产物，停滞在人体之中，让脏腑的气机升降不正常。这就像杂物堵住下水口，水流就不通畅。比如痰饮停在肺，肺的宣发肃降功能不正常，出现咳嗽、喘促、胸闷等。痰饮停在胃，胃失去和降，就会有恶心、呕吐等症状。

三是影响水液代谢。痰饮是水液代谢失常的有形病理产物，反过来又可作用于人体，进一步对肺、脾、肾的正常水液代谢功能产生影响。比如寒饮阻肺，使肺的宣降不正常，水道不通畅；痰湿阻滞脾，使水湿不运行；饮停在下部，肾阳的功能受到阻滞，无法蒸化，人体没法进行水液输布、排泄，水液停聚在身体里，加重了水液代谢障碍。

四是易扰乱神明。浊痰上扰，蒙蔽头脑清窍，导致头晕、目眩、精神不振；痰火扰心、蒙蔽心神，可出现心悸、胸闷、神昏、谵妄、癫狂等。

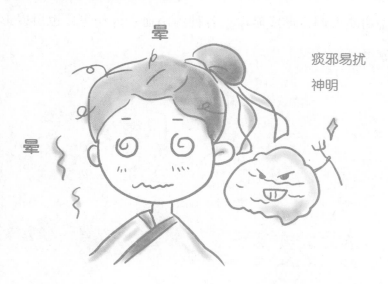

晕

晕

痰邪易扰
神明

五是症状复杂，病势缠绵。由痰导致的疾病，可出现在全身各处，临床表现非常复杂，比如心悸、胸闷、咳嗽、痰多、恶心、呕吐、泄泻、眩晕、癫狂、皮下肿块、破溃流脓、皮肤麻木、关节疼痛肿胀等，而且会反复发作，病情缠绵，很长时间都不愈合。

紫暗的小肿块——瘀血

瘀血也是常见的病理产物。血液停积，无法正常循行，就会导致瘀血。瘀血，指的是人体内血液停滞，局部的血液凝聚，形成病理产物，停在人体内，成为某些疾病的致病因素。血寒、血热、气虚、气滞等内伤因素，都会使气血功能失调，形成瘀血；各种内出血、外伤等，也可以形成瘀血。

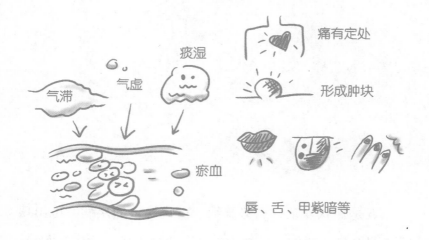

瘀血没有正常血液的濡养作用，反过来还会影响局部甚至是全身血液的正常运行，造成经脉阻塞不通、出血、疼痛等不良后果。

瘀血的致病特点可概括为六个方面。一是疼痛，位置经常固定，多会出现刺痛，夜间重，白天轻，病程长。二是肿块，位置也比较固定，如在体表出现青紫或青黄色，肿块有压痛，质地较硬。三是出血，血色紫暗，或有瘀块夹杂。四是紫绀，面部、唇、口、指（趾）甲呈青紫色。五是舌质紫暗，或有瘀斑、瘀点，或有舌下静脉曲张，是瘀血最常见、最敏感的特征。六是脉象细涩沉弦或结代。

除此之外，出现面色黧黑，皮肤紫癜，肌肤甲错，精神神经症状（比如狂躁、健忘、昏迷）；发病前如有外伤、出血、月经、胎产史，或者病程长久，屡治无效的，也要考虑瘀血的存在。

疼痛的小石头——结石

此外，除了水湿痰饮、瘀血，常见的病理产物还有结石。

结石，是停留在脏腑管腔，坚硬像砂石一样的病理产物。常见的有胃结石、胆结石、肾结石等。饮食偏嗜肥甘厚味，经常空腹吃很多柿子，饮水中含有过量或异常的矿物及杂质等，情绪不顺畅，肝气郁结，服药不恰当，都可能是促使结石形成的原因。

结石有特定的致病特点。结石停滞，气机受阻，气血不畅，脏腑气机不通，发生疼痛，是结石的基本特征。

首先，结石多发生于空腔性的脏器，比如胃、胆、膀胱等，所以结石发病，经常是胃结石，肝、胆结石，肾、膀胱结石。

其次，病程比较长，轻重不一样。湿热在体内蕴积，煎熬时间久了，就形成了结石，所以大多数结石都有比较漫长的形成过程。一般说来，结石小，病情轻，甚至没有症状；结石大，病情重，发作频繁，就有明显的症状了。

再次，阻滞气机，损伤脉络。结石在体内停留，阻滞气机，气血、津液无法正常运行，导致局部胀闷、酸痛，甚至损伤脉络，出现出血的症状。

最后，是疼痛，多可见阵发性的疼痛，也可能是持续性的绞痛、胀痛、隐痛等。疼痛的部位经常是固定的，也可以随着结石的移动而改变。结石性疼痛呈间歇性，缓解时和正常人一样，发作时则剧痛难忍。

第四节 其他病因要避免

在中医病因学中，除了七情内伤、外感病因和病理性的因素之外，还有外伤、寄生虫、胎传等因素，称为其他病因。

外伤，指的是因为跌仆、受到利器等击撞，以及虫兽咬伤、冻伤、烧伤、烫伤等，导致肌肉、皮肤、筋骨损伤的因素。

枪弹、金刃、跌打损伤、持重弩伤等外伤会使肌肉皮肤肿痛、瘀血、出血，或出现骨折、筋伤、脱臼。严重者会损伤内脏，出血过多，出现严重病变，如昏迷、抽搐、亡阳等。

烧烫伤以火毒为患，火毒侵害人体后，受伤部位立刻出现表症，轻的损伤肌肤，创面可见红、肿、热、痛，表面干燥或起水疱；重的会损伤筋骨肌肉，使痛觉减退消失，创面状如皮革，干燥，呈现蜡白、焦黄、炭化等。

冻伤，是指人体遭受低温侵袭，引起的全身性或局部性损伤。冻伤常见于我国北方冬季。受冻时间越长，温度越低，冻伤越严重。

虫兽伤指毒蛇、疯狗、猛兽咬伤等，轻的局部出血、肿痛，严重的会损伤内脏，或是出血过多，甚至毒邪内陷导致死亡。

寄生虫即动物性寄生物的统称。寄生虫寄居机体，消耗气、血、津、液等营养物质，还会损伤脏腑的正常生理功能，从而使人患病。摄入被寄生虫虫卵污染的食物，接触疫水、疫土，都会使人发病。

胎传是指由亲代经母体将禀赋和疾病传及子代的过程。禀赋和疾病经由胎传，会使胎儿在出生之后容易发生某些疾病，成为经由胎传而来的一种致病因素。包括现代医学的遗传性疾病和先天性疾病，这也提示正规孕期检查的重要性，可以尽量避免这种因素让后代得病。

第六章

疾病的来龙去脉

人们生病了总要有这样的疑问，我得的是什么样的病呢？这个"什么样"，就是我们接下来要说的病机——疾病的来龙去脉，它是疾病发生、发展及其变化的机理，揭示了疾病的本质特点和基本规律。

中医根据五行相生相克、相乘相侮理论，解释了各脏腑、经络之间的相互影响及疾病的规律，中医病机学更是以藏象学说为基础，把我们身体的局部病变同全身状况联系在一起，探讨疾病的发展和转归，这是中医学注重机体各脏腑整体联系的独特病理观。

中医理论指出，正气的盛衰，病邪的强弱，直接关系到疾病的痊愈或恶化。

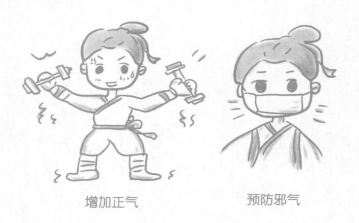

增加正气　　　　　预防邪气

第一节 正气邪气谁更强——邪正盛衰

正气与致病邪气在我们人体内，甚至在自然界中，一直处于不断交争、抗衡的状态。邪正盛衰是指在疾病发生、发展的过程中，人体的正气与致病邪气在相互斗争时所表现出的盛衰变化。正与邪的交争影响着疾病各个阶段病机的虚实变化，直接与疾病是否好转密切相关。因此，疾病的每一个发展阶段，都是邪正斗争和盛衰变化的过程。

各种病邪作用于人体以后，正气站出来与之抗争，这一过程中邪正之间是互为消长的，正气盛则邪气退，邪气旺则正气衰，这就是我们常说的疾病虚与实的变化。现在我们可以得知这种虚实之间的变化是由邪正双方的盛衰来决定的，是一个不断变化的过程。

"虚""实"概念小贴士

实，就是我们生病时，常常表现出精神亢奋、大热、大汗、大渴、声高气粗、脉洪大而有力等症状表现，疾病持续的时间一般较短，这时候邪气亢盛，正气的斗争意识也很强烈，是以邪气盛为主要矛盾的一种病理变化，所表现出的证候我们把它称之为实证。实证常见于人体感受风邪、寒邪等外感病邪的初期或中期，痰饮、湿邪、食积、瘀血等病理因素滞留体内导致的内伤病证，也会表现出实证的病理表现。

虚，顾名思义，是正气亏损，邪气未除，我们常常会见到大病或久病的病人，正气虚衰，身体瘦弱，面容憔悴，有时可能会出现隐痛喜按、怕冷、四肢凉等症状，疾病持续的时间一般较长，是以正气虚为主要矛盾的一种病理变化。虚证常见于一些疾病发展的后期和慢性病的病程中。

疾病有虚又有实

人体在生病的过程中，病邪与正气相互斗争、互不相让，会出现虚中有实、实中又夹虚等虚实错杂的病理状态，也就是在一些疾病中既有"实"的表现，又有"虚"的表现，我们常称之为邪盛与正衰并存。

虚实纠缠分不清

虚中有实，是正气已经逐渐不敌邪气，正气虚衰，而邪气依旧留恋，所以兼有实邪困阻于内的特殊病理表现。比如我们常常提及的"脾阳不振"，脾虚运化无权，主要表现为食欲不振，腹泻，少气懒言，但也会出现水湿停聚并泛滥肌肤，发为水肿的症状，这样就表现为既有脾虚证又有水肿实证。

实中夹虚，是病邪之气依旧强势，兼有正气亏虚不足的病理表现。有一些病人在外感热病的过程中，常可出现高热、大汗、便秘、舌红、脉数等外感实热证的表现，同时亦可兼有口干、口渴、喘息、心悸气短、小便短赤的症状，既有实证的表现，又有气阴两虚的表现，为实中夹虚的证候。

虚实真假难分辨

除了虚中有实、实中有虚之外，我们还发现，虚和实有时会互相转化，出现真假难辨的情况。

虚实之间的转化，伴随着正与邪之间力量的此消彼长，实邪久留人体，必然会损伤正气，而我们体内正气不足的时候，实邪就更容易入侵并积聚体内，无力将它们驱逐出去，同理，疾病也会出现由实转虚、因虚致实的病理变化。

在某些特殊情况下，我们会见到一些病人虽然病势较重，病程较久，却表现出实证的一些表现，本为"虚"却出现"实"的假象，这叫作真虚假实。相反，有一类病人明明为实证，却偏偏表现出虚证的假象，我们称之为真实假虚。

第二节　阴阳不和病邪欺

人们常说"家和万事兴"，我们的人体就如同一个"家"，阴阳就是这个"家"的根本。对于阴与阳，我们都知道在正常情况下阴阳是协调平衡的，只有阴阳调和才是人体健康的基础。阴阳不和，人体的阴阳消长失衡，受到病邪的攻击就会生病。这种阴阳失调的状态就是我们接下来要介绍的内容。

在疾病过程中，人体会出现阴不能敛阳、阳不能制阴、阴阳其中一方偏盛或者偏衰、阴阳亡失等各种病理状态，表现在外就是身体的脏腑、官窍出现关系失调和气机运化逆乱的症状。当我们感受外界邪气，或者受到情志、饮食、劳倦等病因侵犯人体，就会使我们身体内部阴阳失衡而发病。

变化多端不胜防

阴和阳就好像携手同行的"好友"，正常状态下互相扶持，互相制约，共同维持机体的健康，一旦其中一方甚至两方均出现问题，就会出现多种病理变化。其中阴阳偏盛与偏衰是各种疾病最基本的病理变化，除此之外还包括阴阳转化、互损、格拒，以及亡失等。

"你强他就弱"——阴阳偏盛

阴阳偏盛，可以表现为"邪气盛则实"，阳偏盛属热属实，阴偏盛属寒属实。

有些类型的疾病，发病时机体常会出现燥、动的表现，可见大热、大汗、大烦、便干、溲赤、舌红苔黄、脉洪大等症状。在疾病过程中表现出阳气亢盛，阳热过盛，代谢亢进的病理状态，这多因温热阳邪入体，或痰浊、湿阻、气滞、血瘀和食积等入里化热，或七情内伤、五志过极化火等多种致病因素所致。正所谓"阳盛则外热"，阳偏盛则导致阴相对偏衰，出现口渴、便干等热盛伤津、阴液不足的表现，称"阳盛则阴病"。

还有一类疾病会出现身寒、肢冷、喜暖、腹痛、泄泻、舌淡、苔白、脉迟等症状，是机体在疾病过程中表现出阴气偏盛，产热不足，病理性代谢产物积聚，机体功能减退的病理变化。"阴盛则内寒"，机体外感寒湿阴邪或过食生冷，致使阳不制阴，寒阻中焦所致，称为"阴盛则阳病"的实寒证。

"你弱他就强" ——阴阳偏衰

阴阳偏衰，是人体阴或阳亏虚所引起的病理变化。阴精亏损，阴不能制阳，而致阳亢，就会表现出"阴虚则热"的虚热证。反之，阳气亏虚，阳不制阴，致使阴亢，形成"阳虚则寒"的虚寒证。

阳虚则寒，生病时出现畏寒喜暖、倦卧神疲、形寒肢冷、腹痛泄泻等虚寒证，机体阳气亏虚，失于温煦，机能和反应功能减退或衰弱，常见于人体先天禀赋不足，后天饮食失养，劳倦内伤，或久病伤阳等情况，一般以脾肾阳虚为主。

阴虚则热，机体阴津亏损，阴不足以制阳，血和津液亏耗，因而出现燥热、升动和化气太过的病理变化，多因阳邪伤阴，久病耗伤津液，或五志过极，化火伤阴所致，表现为阴液亏损，致使机体阴津制阳、滋养、内守、宁静的功能减退，以致阳气相对亢盛的虚热证，一般以肺肝肾阴虚为主。

阴阳虚损损阴阳——阴阳互损

在阴虚或阳虚的基础上，病变涉及相对一方，形成阴阳两虚，分为阴损及阳和阳损及阴两种情况。由于肾所藏精气，是整个机体阴阳平衡的根本，因此阴损及阳、阳损及阴和阴阳互损的病理变化，通常是在损及肾阴、肾阳或肾脏自身阴阳失衡的基础上出现的。

阴损及阳，一种以阴虚为主要表现的阴阳两虚的病理状态。当人体阴津受损到一定程度时，则会致使阳气受到损伤，生化无源，甚至无所依附而消亡，出现阳虚和亡阳的情况。

阳损及阴，一种以阳虚为主要表现的阴阳两虚的病理状态。当机体阳气虚损较为严重时，阴精生化失源，导致阴虚甚至亡阴的情况出现。

关系破裂不维系——阴阳格拒

有些疾病在发生的过程中，会出现阴偏盛至极或阳偏盛至极的情况，壅遏在我们身体内不能外出，出现为真寒假热或真热假寒的复杂病理现象，其阴阳阻隔不通且不相维系，为阴阳失调病机表现中较为特殊的一类病机。

阴盛格阳是阳气极虚，阳不制阴，迫阳浮越于外的病理变化，有时候虚寒疾病发展到严重阶段，会突然出现面颧泛红、身反不恶寒（但欲盖衣被）、言语较多等假热之象，但与四肢逆冷、下利清谷、脉微细欲绝并见，这是阴阳不相维系，阴盛格阳外出的病理状态，形成阴盛于内，格阳于外的"真寒假热"证。

阳盛格阴是邪热亢盛，阳气被郁于内，不能外达四肢的病理变化，热性病病势沉重，除本来就有的心胸烦热、面红气粗、口干舌燥、舌红等阳热极盛症状外，突然出现四肢厥冷、微畏寒、脉象沉浮等"寒象"，这是格阴于外的病理状态，形成阳盛于内，格阴于外的"真热假寒"证。

阳成阴而阴成阳——阴阳转化

由阳转阴的疾病本质为阳偏盛。当阳亢盛到一定程度时，则会往阴的方向转化，例如一些急性外感热病，本来热毒炽盛、持续高热，突然出现四肢厥逆、冷汗淋漓等阳气暴脱的危重表现，就是疾病性质由热化寒，由阳转阴，病情向危重方向发展。

由阴转阳则是指疾病本质属阴。阴盛到一定的程度后，疾病会朝着阳的方向转化，例如外感病初期，表现为恶寒重发热轻的一派风寒束表的表证征象，突然出现高热、烦渴等阳盛证候，就是疾病本质由阴转阳，疾病性质由寒化热。

阴阳散尽生命休——阴阳亡失

阴阳亡失，包括亡阴和亡阳两大类，是机体阴或阳消亡脱失，导致阴决阳离、生命垂危的病理状态。

临床上我们常常会看到生命垂危的病人有时会出现汗出不止，汗热而黏、躁动不安、气喘等表现，这就属于亡阴，是人体阴液突然大量耗散或丢失，使人体属阴的功能严重衰竭（阴亡），阳气无所依附，浮越于外，随之出现亡阳，从而终结生命。

临床有时也会出现病人面色苍白、大汗淋漓、精神疲惫、神情淡漠、手足逆冷等虚寒的征象，是人体阳气突然大量脱失或消亡（亡阳），使人体属阳的功能严重衰竭，出现生命垂危的严重的病理变化。亡阳则阴精无以化生，随之阴竭，阳亡阴竭，导致生命终结。

第三节　气血失调化百病

日常生活中我们经常会听到"气血亏虚""气血不足"的说法，那么"气血"出现问题到底是怎么回事呢？

气与血存在着密切的生理病理关联，是机体进行基本生命活动的物质基础，而脏腑、经络正常运行又会是气血生成和运行的基础，因此，脏腑、经络功能障碍直接影响全身气血的生成与运行。气病会导致血病，血病也会导致气不和，故曰："血气不和，百病乃变化而生。"其中，气病及血是临床上最为多见的病机表现。

气病百病生

什么是气病？什么样的表现属于气病？为什么气会生病？气的化生失源、消耗太过、运行失司及功能异常都可导致气的失常，也就是气病，包括气虚、气滞、气陷、气逆等。

弱且不足成气虚

我们常常会见到有一些长期慢病和先天虚弱的人表现出疲倦乏力、少气懒言、脉细软无力等症状，这就是气虚，是以人体脏腑功能减退、抵抗外邪能力下降为主要表现的元气不足，可以因为先天不足和消耗太过所致。

气虚可涉及全身各脏腑。肺主一身之气，司呼吸，肺气虚可出现气短、喘憋和呼吸困难等表现；脾作为气血生化之源、后天之本，脾气虚可出现便溏、纳呆和食欲不振等表现；脾肺气虚则可直接影响元气盛衰。因此，临床上最常见的气虚证主要是指脾气虚、肺气虚或脾肺气虚。

气与血和津液亦有十分密切的联系，人体气虚，则直接影响血和津液的化生和输布，从而引起血和津液代谢障碍和排泄无力等诸多病变，例如气虚可能导致血虚、血瘀，甚至出血；脾气虚，水湿运化无权可能出现的水肿、痰饮等。

阻滞不通成气滞

当情志、痰湿、食滞、瘀血等因素作用于人体，就会出现气的流通障碍，气滞则血瘀，气停则水停，导致某些脏腑、经络或组织出现气机郁滞和功能障碍的病理状态，这就是气滞。

同时，脏腑功能失调或障碍也可导致气滞，多以闷胀、疼痛为病理表现，多与肝、肺、脾、胃、肠等脏腑功能失调相关。故气滞也会导致瘀血、痰饮、湿阻、水肿等病理产物的出现。

升过降少成气逆

在临床上我们常常会看到有些病人出现喘咳上逆，或嗳气吞酸、呃逆呕吐，或头胀痛、面红目赤、易怒，或血随气逆而咯血、吐血、呕血，甚或清窍闭阻导致的昏厥，这些都是肺气、胃气、肝气上逆，以及肝阳上亢所致的实证。有时也会见到咳嗽、短气、憋喘，或恶心、呃逆等肺气、胃气虚而上逆的临床表现。这些均属于"气逆"。

气逆，是气机升降失常，升多而降少、脏腑气机逆乱的病理状态，可因为情志失调、饮食过凉过热、痰浊湿阻等多种病理因素导致。

降过升少成气陷

气陷常由气虚发展而来，是在气虚病机基础上发生的，以气的升举无力、升清不足、应升反降为其主要特征的病理状态。

气陷与脾气虚损关系最密切，又称为"中气下陷"。我们生活中见到的脘腹坠胀、久泻脱肛、子宫脱垂、阴挺等症状，或者兼见头晕眼花、白浊带下、便意频繁、疲乏无力、声低、脉弱无力等，都属于气陷。

郁而不出成气闭

气郁太过、闭塞清窍、脏腑经络气机闭塞不通，导致突然昏厥，或邪气闭塞气道，肺气郁闭，呼吸不畅，甚至困难的病理状态，称为"气闭"。

气闭多是由情志抑郁，风、寒、湿、热、痰浊等邪毒阻滞气机升降出入所致。例如肺气闭，可出现憋喘咳嗽、胸痹气短等症状；心气闭，可出现神昏痉厥，不省人事，谵语癫狂等症状；膀胱气闭则会导致癃闭等症状。

外溢不守成气脱

气不内守，大量外溢脱失，导致身体气血津液严重损耗，脏腑生理功能突然衰退被称为"气脱"，分虚脱和暴脱两种。

正气损伤或久病长期消耗正气，导致气不能内守而外脱，精气逐渐消耗，导致脏腑功能极度衰竭者，称虚脱。

因为大量出血、大汗或频繁呕吐泻下，致使精气骤然大量消耗，引起阴竭阳亡的，称暴脱。临床可见面色苍白，大汗不止，呼气困难，烦躁昏谵，全身瘫软，脉微细欲绝等表现。

血病百病长

血病，为血的失常，而血虚、血瘀、血热等病理变化都属于血的失常，主要表现为血化生失源、损耗太过、运行失司及功能减退等多个方面。

亏不能养为血虚

生活中我们也会见到有些人面色淡白，唇舌、爪甲淡白无华，有时还会眩晕等，这些症状就属于血虚，它是血液生化失司，濡养不足，导致脏腑官窍失养，多与心、脾、肝、肾等功能失调相关。

其形成原因主要可以归纳为四点，一是血液化源不足，脾胃亏虚，运化无力，化生的血液就少；二是丢失过多，而新血不能得到及时补充；三是久病劳倦，慢性消耗，以致营血耗伤；四是瘀血内停，阻断新血生成，以致全身乏力，面色苍白或萎黄。

血阻脉络为血瘀

临床上见疼痛有定处，得寒温不减，甚或位置固定形成肿块，还可兼见肌肤甲错、面目黧黑、唇舌紫暗瘀斑等表现，有时还伴有肢体麻木、局部肿胀等病理改变，这多是"血瘀"。

血液本在脉管中顺畅地运行，中途受阻，内停人体就会形成血瘀。

血瘀的形成可以归纳为由气滞、气虚、痰浊等，或寒邪侵入血分成寒凝，或邪热入血煎熬血液而血稠成瘀，或因外伤、产后，局部气血流通受阻，瘀结形成瘀血。

血内有热为血热

血内有热，血液运行加速，迫使血液妄行以致出血。血热病变多由于机体外感邪热，或寒邪，或情志郁结内伤，入里化热，灼伤血分。

临床常常可以见到患者身热、夜间加重，心烦谵语，甚则昏迷，吐血、尿血、呕血、月经量多，脉数等表现。

气血易同病

我们已经知道"气病"和"血病"各自有自己的疾病特点，那么气与血是否会共同致病呢？又会表现出什么样的临床症状呢？

气血之间彼此依存，相互为用，故气血易同病。气虚则血无以化生，血必亏少，临床可见萎缩，肌肤瘙痒、干燥，甚则甲错等气血不荣的表现。气虚则无力推动、温煦血液，就会出现血的凝滞；气虚则不能统摄，会出现血的外溢。临床还可见气滞则血瘀，症见胀满疼痛，瘀斑，积聚癥瘕等；气乱则血逆，发为便血、尿血、崩漏等。

与之相反，血虚失养、血行失常，必然会影响气的功能和气的正常运行，例如血瘀则气滞，血虚则气衰，血脱则气脱。

第四节　津液代谢的失常

提到津液，大家都不陌生，要实现津液的代谢就需要多个脏腑协调作用，其中与肺、脾、肾、三焦、膀胱最为相关。任何一种脏腑生理功能异常，均会出现水湿、痰饮等津液代谢失常的表现。

津液代谢失常，是津液的运行、输布或排泄失去平衡，发生紊乱或障碍的病理过程。

津液亏损失濡养

津液亏损不足，会导致脏腑、官窍等失于濡养。

都是什么原因导致津液亏损呢？津液亏损不足往往是由于热盛伤津，或郁久化火，或严重高热、大汗、吐泻、多尿、大量失血，或慢性疾病日久耗伤津液所致。

在临床诊治过程中，我们通常会把津液亏损分为伤津和脱液两种情况。津质地清稀，流动性较大，易于耗散，也容易补充，如多汗、大吐、大泻时出现的目眶内陷、十指皱瘪、口舌干燥等，其均属津液亏损不足的临床表现；液质地稠厚，流动性相对较小，一般不易损耗，也不易快速补充，如严重热病后期或久病伤阴，可见形瘦肉脱、毛发枯槁、皮肤干燥、舌光红无苔或少苔、唇舌干燥，甚则手足震颤、肌肉蠕动等，均属液脱的临床表现。

停滞的津液是障碍

我们都知道，津液的正常运行输布是人体各脏腑器官发挥正常作用的基础，一旦津液的运行输布障碍，如同路障一样停滞体内，就会导致内生水湿、痰饮等，阻碍人体正常的生命活动，津液运行主要包括输布和排泄两个重要环节。

当肺失宣发肃降、脾失运化、肝失疏泄或三焦水道不利时，津液的排泄就会出现障碍，肺的宣发、肾的蒸腾气化功能减退，会出现湿浊困阻、痰饮内停和水液潴留等病理变化。

若脾虚致其运化功能失守，脾不运湿，积为湿浊，人体会出现胸闷恶心，腹部胀满，呕吐口腻，腹泻便溏等症状。

若脏腑功能失于正常，津液代谢障碍，致使津液气化异常，湿邪凝结，聚而成痰、饮，既为病理产物，又为致病因素，导致复杂的病理变化。

若肺、脾、肾等脏腑水液代谢失调，功能失司，停聚体内可能出现水肿。水饮潴留腹腔，则发为腹水；停滞四肢，闭阻肢体经脉，会出现肢体胀痛、麻木、沉重等临床表现；水液泛溢肌肤，头面、眼睑出现浮肿，甚至全身水肿。

气血津液共失调，脏腑官窍同混乱

我们已经了解气、血、津液失调的症状和原因，那么我们再大胆联想一下，要是机体不仅一个方面出问题，多个方面同时出问题是怎样的表现呢？

津液与气、血均会出现功能失调的情况，临床上较常见的情况包括水停气阻、气随液脱、津枯血燥和津亏血瘀等情况。

水停气阻病人在病发时常常会出现头身困重、胸满心悸、腹胀纳呆、恶心呕吐、四肢沉重等症状表现，这是因为津液气化失司，水液停聚体内，痰饮的生成，导致气机阻滞的一种病理状态。

　　有时也会出现气随液脱，这是由于津液大量丢失，如大汗后伤津，吐泻严重后，津液骤失，使气失其所依，随津外泄，甚至亡阳的一种特殊病理状态。

　　临床上还有一种情况，可见心烦口渴、鼻咽干燥、形体消瘦及小便短赤等症状，可能是由于高热、烧伤以致津液大亏或阴虚内热、津液暗耗导致的，这是由于津液的亏乏甚至枯竭而致的津枯血燥。

　　血脉的充盈及血液运行是否通畅，均建立于津液充足的基础之上。如高热、烧伤、吐泻或大汗出等，致使津液大量耗伤，血液流通不畅，瘀阻脉络，使血瘀内生，临床上除出现津液亏损之症外，还可同时出现舌质紫绛，瘀点、瘀斑等表现。

第七章

中医诊断的那些事

诊断即对人体健康状态和病证所提出的概括性判断。中医诊断就是依据中医理论体系诊察病情，判断疾病，辨别证候的基本原理、基本思维和基本技能的统称。它是由基础医学引申到临床医学的桥梁，具有基础理论密切结合临床实践的特点，是中医学领域的重要组成部分。正确的防治取决于正确的诊断，正确的诊断来源于对患者四诊的周密诊察和精确的辨证分析，没有正确的诊断就不会有正确的治疗。所以诊断在防治疾病中是极为重要的一环。

第一节 中医依据这些来诊断

中医诊病的基本原理

中医认为，人体是以五脏为中心、以经络为通路、以精气血津液为物质基础的一个有机整体，在结构上、生理上相互联系，在病理上相互影响。因此，全身的病理变化可以反映在局部，局部的病变可以产生全身性的反应。病变本质虽藏于内，但必有相应的症状和体征反映于外，即"有诸内者，必行诸外"。所以中医认为，通过视其外应便可知其病变之所在。中医诊断疾病的基本原理主要有司外揣内、见微知著、知常达变三个方面。

司外揣内

外，指疾病显现于外的症状、体征；内，指脏腑气血等内在的病理本质。司外揣内又称"以表知里"，是通过观察、分析患者表现于外的症状和体征，以测知内在病变本质。司外揣内的诊断原理，是"透过现象看本质"的辨证思想在中医学的具体运用。

见微知著

微，指微小、局部变化；著，指明显、整体情况。见微知著是指通过观察局部微小的变化，来测知整体的、全身的病理变化。如中医在脉诊时，通过"读取寸口"的方法就可以了解全身气血情况，因为寸口是手太阴肺经所过之处，而肺具朝百脉之功；又如中医通过观察局部舌的变化可以了解脏腑气血的整体状况，这是因为舌为心之苗，舌与其他脏腑及经络都有密切的联系。见微知著的诊断原理，是古代医家将"以局部测知整体"这一辨证法思想运用于医疗实践的结果。

知常达变

常，指正常、生理的状态；变，指异常、病理的状态。知常达变，是指在诊察疾病时，在认识人体正常生理表现的基础上，通过对比来发现太过或不及的病理变化。常与变，生理表现与病理变化，是相比较而存在的。只有熟知人体生理表现，才能在诊察疾病时，发现与正常生理有异的病理变化。

中医如何辨病？

人体是极其复杂的，疾病的病理变化也是千变万化的。

诊断疾病时，如要在错综复杂、千变万化的病情中抓住疾病的本质、做出准确的诊断，就应熟练掌握中医学的基本理论、基本知识和基本技能，更要遵循中医诊断疾病的基本原则。中医诊断疾病的基本原则包括整体审察、四诊合参、辨证求本、病证结合四个方面。

整体审察

整体审察是指诊断疾病时，应重视患者机体整体的病理变化，同时还应考虑患者所处的自然环境与社会环境对患者病情的影响。人体是一个有机的整体，结构上相互连接，生理功能上互相配合，病理上必定相互影响。局部病变可以影响全身，全身的病变可以反映在局部；体表疾病可以影响脏腑，脏腑疾病可以反映在体表；情志疾病可以影响脏腑功能，脏腑病变也可以影响人的情志活动。因此，在诊断疾病时，必须对病情资料进行全面分析、综合判断。

人是自然的产物、社会的基本元素，人体的生命活动与外界环境的关系、社会环境息息相关。自然界的气候变化、诸多社会因素都对人体有着直接的影响。因此，在诊断疾病时，不仅要重视机体自身的统一性，还要考虑机体与自然环境的关系、社会环境等诸多因素对疾病的影响。我们人体通过夏冬汗、尿的变化而调节体温，在诊察患者体温、汗、尿时必须考虑季节气候对人体的影响，还要考虑社会环境、心理因素对人体的影响，如情绪紧张、激动也可导致汗出增多、体温变化。

四诊合参

四诊也叫诊法，是诊察疾病的四种基本方法。

望诊，是通过观察神色、形态来了解患者的一般情况，并结合舌诊进一步判定疾病的性质。三岁以下的小孩还可以通过看指纹来辅助诊断。

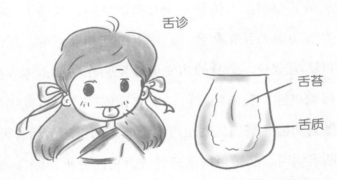

舌诊

舌苔

舌质

闻诊，包括听病人的讲话、呼吸、咳嗽、呃逆等，嗅气味包括嗅身体、口腔和多种排泄物的气味等。

问诊是四诊中的重要环节。通过细致的问诊，往往可以为正确的诊断找到线索。问诊的内容，大致与西医相同，要了解患者的主要病痛所在，发病的时间、原因、经过，既往治疗的情况（包括服药后的反应），既往病史，以及病人的生活习惯、饮食爱好、思想情况、家族病史等。

切诊包括切脉和对四肢、躯干部位的触诊，是医生用手触按病人的动脉脉搏和触按病人的肌肤、手足、胸腹、腧穴等部位，测知脉象变化及有关异常征象，从而了解疾病的内在变化或体表反应的诊察方法。

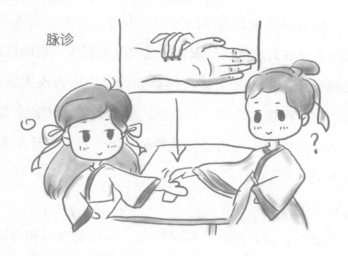

脉诊

四诊合参是指诊察疾病时必须四诊并用，以全面收集病情资料，诊断疾病时，必须四诊并重、综合分析、参照互证，以全面准确地做出诊断，准确地辨别证候。中医四诊是从不同角度诊察疾病的方法，各自有其独特意义，也有一定的局限性，而疾病是一个复杂的过程，其病变可体现在多个方面，因此，在诊病时务必要做到四诊合参，只有全面应用四诊，才能系统地收集病情资料，确保诊断正确。片面夸大任何一诊的作用而忽视其他诊法都可能影响疾病的诊断结果而导致误诊。

辨证求本

辨证求本指通过对四诊收集到的症状、体征、病史及其他临床资料进行分析、综合、辨别、判断，寻求疾病最根本的病变实质及其规律的过程。中医学认为，病机就是对疾病本质的高度概括。求本的过程就是探求病机的过程，也是确定证型的过程。如痰热蕴肺证，临床表现为胸闷、咳嗽、咳黄稠痰、舌红、苔黄腻、脉滑数等，便知病位在肺，病邪是痰热，病机是痰热蕴肺，肺失宣降，证型为痰热蕴肺证。

病证结合

病证结合指在疾病诊断过程中，要做到辨病和辨证有机结合。辨病是对疾病全过程与发展规律的概括，是在诊察疾病时抓住疾病的基本矛盾；辨证是对疾病当前阶段的病位、病性等所做出的结论，是要抓住的主要矛盾。只有从普遍规律中抓住最主要的、实质性的问题，才能有效地解决矛盾，才符合认识论的规律。所以，中医在诊断疾病时，十分强调辨病与辨证相结合，只有这样才能对疾病做出准确的诊断，从而为后期的治疗打下良好的基础。

第二节 中医学辨证的四大法宝

中医学诊断疾病有很多方法，一般从八纲、病因、气血津液、脏腑几个方面来辨证论治，每个人的人体小环境和所处大环境不同，故同一个病的中医诊断和治疗可能有所不同。

八纲辨证

八纲，指表、里、寒、热、虚、实、阴、阳八个辨证纲领。

通过四诊掌握了辨证资料之后，根据病位的深浅，病邪的性质、疾病的类别及人体正气的强弱等多方面的情况，进行分析综合，归纳为八类基本的证候，称为八纲辨证。

疾病的临床表现虽然复杂多样，但基本上都可以用八纲加以归纳。如按病位的浅深可分为表证与里证；按疾病的性质，可分为寒证与热证；按邪正的盛衰，可分为实证与虚证；按疾病的类别，可分为阴证与阳证。这样，运用八纲辨证就能将错综复杂的临床表现，归纳为表里、寒热、虚实、阴阳四对纲领性证候，从而找出疾病的关键，掌握其要领，确定其类型，判断其趋势，为治疗指出方向。其中，阴阳又可以概括其他六纲，即表、热、实证为阳；里、寒、虚证属阴，故阴阳又是八纲中的总纲。

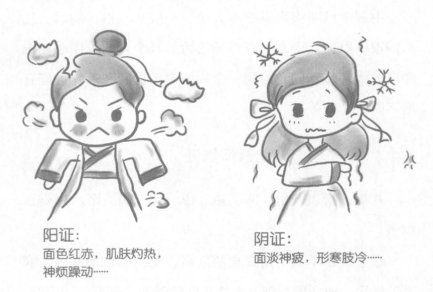

阳证：
面色红赤，肌肤灼热，
神烦躁动……

阴证：
面淡神疲，形寒肢冷……

病因辨证

病因辨证是以中医病因理论为依据，运用病因基本原理，对四诊收集的临床资料进行分析，识别疾病属于何种因素所致的一种辨证方法。

　　病因辨证的主要内容，概括起来可分为六淫与疫疠、七情、饮食与劳逸，以及外伤四个方面。其中，六淫、疫疠属外感性病因，为人体感受自然界的致病因素而患病；七情为内伤性病因，常使气机失调而致病；饮食、劳逸是通过影响脏腑功能使人生病；外伤属于人体受到外力损害出现的病变。

气血津液辨证

　　气血津液辨证，是运用脏腑学说中气血津液理论，分析气、血、津液所反映的各科病证的一种辨证诊病方法。

　　由于气血津液都是脏腑功能活动的物质基础，而它们的生成及运行又有赖于脏腑的功能活动。因此，在病理上，脏腑发生病变，可以影响气血津液的变化；而气血津液的病变，也必然要影响脏腑的功能。所以，气血津液的病变与脏腑密切相关，气血津液辨证应与脏腑辨证互相参照。

脏腑辨证

　　脏腑辨证，是根据脏腑的生理功能和病理表现，对疾病证候进行归纳，借以推究病机，判断病变的部位、性质、正邪盛衰情况的一种辨证方法，是临床各科的诊断基础，是辨证体系中的重要组成部分。

脏腑辨证包括脏病辨证、腑病辨证及脏腑兼病辨证。其中脏病辨证是脏腑辨证的主要内容。脏腑的病变复杂，证候多种多样。

肝与胆病辨证

肝位于右胁，胆附于肝，肝胆经脉相互络属，肝与胆相表里，肝主疏泄，主藏血，在体为筋，其华在爪，开窍于目，其气升发，性喜条达而恶抑郁。胆贮藏排泄胆汁，以助消化，并与情志活动有关，因而有"胆主决断"之说。

肝的病证有虚实之分，虚证多见肝血，肝阴不足。实证多见于风阳妄动，肝火炽盛，以及湿热寒邪犯扰等。

肝的病变主要表现在疏泄失常，血不归藏，筋脉不利等方面。肝开窍于目，所以多种目疾都与肝有关。肝的病变较为广泛和复杂，可有胸胁少腹胀痛、窜痛，情志活动异常，头晕胀痛，手足抽搐，肢体震颤，以及月经不调、睾丸胀痛等，常与肝有关。胆病常见口苦发黄，失眠和胆怯易惊等情绪异常。

心与小肠病辨证

心居胸中，心包络围护于外，为心主的宫城。其经脉下络小肠，两者相为表里，心主血脉，又主神明，开窍于舌。小肠分清泌浊，具有化物的功能。

心的病证有虚实。虚证多由久病伤正，禀赋不足，思虑伤心等因素，导致心气心阳受损，心阴、心血亏耗；实证多由痰阻、火扰、寒凝、瘀滞、气郁等引起。

心的病变主要表现为血脉运行失常及精神、意识、思维改变等方面。例如，心悸、心痛、失眠、神昏、精神错乱、脉结代或促等症常是心的病变。小肠的病变主要反映在清浊不分、传输障碍等方面，如小便失常、大便溏泄等。

脾与胃病辨证

脾胃共处中焦，经脉互为络属，具有表里的关系。脾主运化水谷，胃主受纳腐熟，脾升胃降，共同完成饮食物的消化吸收与输布，为气血生化之源，后天之本，脾又具有统血，主四肢肌肉的功能。

脾胃病证，皆有寒热虚实之不同。脾的病变主要反映在运化功能的失常和统摄血液功能的障碍，以及水湿潴留，清阳不升等方面；胃的病变主要反映在食不消化、胃失和降、胃气上逆等方面。

脾病常见腹胀腹痛、泄泻便溏、浮肿、出血等症。胃病常见脘痛、呕吐、嗳气、呃逆等症。

肺与大肠病辨证

肺居胸中，经脉下络大肠，与大肠相为表里。肺主气，司呼吸，主宣发肃降，通调水道，外合皮毛，开窍于鼻。大肠主传导，具有排泄糟粕的功能。

肺的病证有虚实之分，虚证多见气虚和阴虚，实证多见风寒燥热等邪气侵袭或痰湿阻肺。大肠病证可见湿热内侵、津液不足以及阳气亏虚等。

肺的病变，主要为气失宣降，肺气上逆，或腠理不固及水液代谢方面的障碍，临床上往往出现咳嗽、气喘、胸痛、咯血等症状。大肠的病变主要是传导功能失常，主要表现为便秘与泄泻。

肾与膀胱病辨证

肾位于腰部，左右各一，其经脉与膀胱相互络属，故两者为表里。肾藏精，主生殖，为先天之本，主骨生髓充脑，在体为骨，开窍于耳，其华在发。又主水，并有纳气功能。膀胱具有贮尿排尿的作用。肾藏元阴元阳，为人体生长发育之根，脏腑机能活动之本，一有耗伤，则诸脏皆病，故肾多虚证。膀胱多见湿热证。

　　肾的病变主要反映在生长发育、生殖机能、水液代谢异常方面，临床常见症状有腰膝酸软而痛，耳鸣耳聋，发白早脱，齿牙动摇，阳痿遗精，精少不育，女子经少经闭，以及水肿、二便异常等。膀胱的病变主要反映为小便异常及尿液的改变，临床常见尿频、尿急、尿痛、尿闭，以及遗尿、小便失禁等症。

脏腑兼病辨证

　　人体每一个脏腑虽然各有其功能，但彼此却是密切联系的，因而在发病时往往不是孤立的，而是相互关联的，如脏病及脏、脏病及腑、腑病及脏、腑病及腑。

　　另外，凡两个或两个以上脏器相继或同时发病者，即为脏腑兼病。一般来说，脏腑兼病，在病理上有一定的内在规律，具有表里、生克、乘侮关系的脏器，兼病较常见，反之则为较少见。因此在辨证时应注意辨析发病脏腑之间的因果关系，这样在治疗时才能分清主次，灵活治疗。脏腑兼病，证候极为复杂，但一般脏与脏、脏与腑的兼病常见。常见的有心肾不交证、心肾阳虚证、心肺气虚证、心脾两虚证、心肝血虚证、肝火犯肺证、肝胃不和证、脾肾阳虚证、脾肺气虚证、肺肾阴虚证等。

认识了以上这些中医诊病的法宝，相信您对中医如何诊病有了一定的了解，到中医院看病时和大夫交流也会更顺畅啦！

第八章

中医治病的大法——治则

中医学在长期的医疗实践过程中，经过历代医家丰富的临床经验积累和总结，在深入认识疾病发生、发展规律的基础上，形成了一套具有中医特色的、完整的辨证论治理论体系。根据辨证的结果，制定正确的治疗原则，采用适当的治疗方法，或处方遣药或选取穴位等以祛除疾病，是辨证论治的目的。在对疾病论治的过程中，只有遵循治则，体现治法，才有助于提高临床疗效。

那么，中医到底是以什么样的治疗原则来治疗疾病的呢？

治则，即治疗疾病的法则，是在中医学整体观念和辨证论治精神指导下制定的，对于临床各科病证的立法、处方、用药等具有普遍指导意义。不同的时间、地点，不同的年龄和个体等因素，对病情变化也会产生不同的影响，为此，治则必须具有高度的原则性与灵活性，临床运用中必须善于从复杂多变的疾病现象中观察，把握疾病的根本，采取相应的措施，以获得满意的治疗效果。

中医治则主要有治病求本、扶正祛邪、调整阴阳、调整脏腑功能、调理气血、三因制宜等内容。其中治病求本是治疗疾病的主导思想，是根本法则。

治标治本要分清——治病求本

中医眼中的"本"

中医在治疗疾病时，寻求的是导致疾病的根本原因，并针对其根本原因进行治疗。因此，"治病必求于本"是中医治疗疾病的重要原则，那么我们不禁会问，究竟什么才是"本"呢？

"本"为阴阳规律。阴阳是自然界万事万物运动变化、消长的根本规律，人的生长发育及其在生命过程中出现的各种病证亦都遵循阴阳规律，认识和治疗疾病时必须掌握阴阳这一普遍规律，才能抓住疾病的关键。

"本"为疾病本质。疾病是正邪相争的复杂过程，在这一过程中，证候表现多种多样，病机变化极为复杂，病变过程亦有轻重缓急，因此必须善于从复杂多变的疾病现象中，抓住疾病的本质，掌握其规律，方能治愈疾病。

"本"为病变的主要矛盾。任何疾病在其发生发展过程中，都存在着主要矛盾和次要矛盾。"本"和"标"是相对而言的，"本"表示病变的主要矛盾，"标"表示病变的次要矛盾，"本"和"标"主要用以说明病变过程中各种矛盾的主次关系。如从邪正关系来说，则正气为本，邪气为标；

以病因和症状来说，则病因为本，症状为标；从病变部位来说，则内脏疾病为本，体表疾病为标；从疾病的原发、继发来说，则原发病为本，继发病为标。故临床诊疗要分清疾病矛盾的主次，抓住主要矛盾来治疗。

中医眼中的"治"

人们常常听说的中医治疗法则有许多，如"正治"和"反治"，究竟是如何进行选择施治的呢？

所谓正治，就是通过分析疾病的临床症状，辨明疾病性质的寒热虚实，然后分别采用"寒者热之""热者寒之""虚则补之""实则泻之"等治法，即逆其病证性质而治，又称为逆治。正治适用于疾病的本质和现象相一致的病证，如寒性病证见寒象，热性病证见热象，虚性病证见虚象，实性病证见实象等。

反治呢，与正治相反，是透过假象探寻其本质，再分别采用"热因热用""寒因寒用""通因通用""塞因塞用"等不同的治法，顺其病证性质表现的假象而治，又称为"从治"。反治适用于疾病本质和现象不完全一致的病证，如某些较严重、复杂的病证，有时会出现寒热或虚实的假象。

"治标"还是"治本"

我们已经知道了什么是"本",那么中医究竟如何运用其对标本的认知来治疗疾病的呢?在临床上遇到标本均病的患者,中医是如何辨别"治标"还是"治本"的呢?

一般情况下,要遵循"治病必求于本"的治则,但若病证复杂多变,出现标本主次之异,治疗上就当有先后缓急之分。如在某些情况下,标病甚急,倘不及时施治,可危及患者的生命或影响疾病的治疗,当先治标病,后治本病,如《内经》所言"急则治其标,缓则治其本"。若标本并重,则应标本兼顾、标本同治。

比如出现大小便不利是较急迫的症状,若不及时通利,一则药食难纳,二则使邪无出路,都可危及生命,虽属标症,亦当先治之,这是中医眼中的"急则治其标"。在标病紧急,可能危殆生命,或后发之标病影响先发之本病治疗时,要先急治其标病,后缓图其本病,最终目的还是要治本。

如出现肺肾阴虚所致咳嗽,治疗上不应单纯止咳,而应滋养肺肾之阴以扶正治本,则咳嗽自除,这是中医眼中的"缓则治其本"。在标病不急时,要针对病证的本质治疗本病,病本一除,标象亦解。

　　还有另一种特殊的情况，就是当标病与本病俱急并重时，应标本同治。如临床表现有身热、腹满硬痛、大便燥结、口干渴、舌燥苔焦黄等，此属邪热里结为本，阴液受伤为标，标本俱急，治当标本兼顾，可用增液承气汤治之。泻下与滋阴同用，泻其实热可以存阴，滋阴润燥则有利于通下，标本同治，相辅相成。

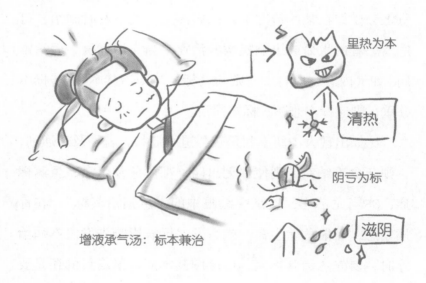

增液承气汤：标本兼治

顾此也不失彼——扶正祛邪

　　从正邪关系来说，疾病过程是正气与邪气互相斗争、相互抗衡的过程。邪胜于正则病进，正胜于邪则病退。所以治疗疾病，就要扶助正气，祛除邪气，改变邪正双方的力量对比，使疾病向痊愈方向转化，因此，扶正祛邪是指导中医临床治疗的一个重要法则。

扶正，顾名思义，扶助正气，即增强体质，提高机体的抗邪能力。扶正多用补虚方法，包括药物、针灸、气功、体育锻炼等，而精神调摄和饮食营养的补充对于扶正也有重要意义。

祛邪，去除邪气，邪去而正安。祛邪多用泻实方法，临床运用时，要注意根据病邪性质和侵袭部位的不同，施以不同的治法。

扶正与祛邪，方法虽不同，但两者相互为用，相辅相成。扶正使正气加强，有利于机体抗御和祛除病邪；祛邪可排除邪气的干扰和侵害，邪去则正安，有利于正气的保存和恢复。

在疾病过程中，正邪双方的主次关系总在不断变化，因此运用扶正祛邪治则时，要仔细观察、认真分析正邪双方消长盛衰的情况，根据正邪在矛盾斗争中的地位，决定扶正与祛邪的主次先后。

气血阴阳均可治——调和平衡

损其有余以治平

从另一个角度来看，疾病的发生即阴阳的相对平衡遭到破坏，出现偏盛偏衰的结果，因此调整阴阳偏盛偏衰，恢复阴阳的相对平衡，是中医治疗疾病的重要治则之一。

当阴阳偏盛时，治疗当以损其有余，即祛除有余之邪气，但要根据阴阳的致病特点加以运用，如阴阳偏盛、阴阳互损和阴阳格拒三种情况在治疗时应加以区别。

阴阳偏盛要损其盛。宜用"热者寒之"或"寒者热之"的方法，治热以寒，清泄其阳热，治寒以热，温散其阴寒。

阴阳互损要兼顾其不足，阳热亢盛易耗伤阴液，阴寒偏盛易损伤阳气，故在调整阴或阳的偏盛时，若已引起相对一方偏衰，则当兼以扶阳或益阴之法。

值得注意的是，阴阳格拒是较为特殊的，治疗前要分清寒热证候的真假——真寒假热证和真热假寒证，治疗时宜抓住阴寒内盛或阳热内盛的病变本质，采用"热因热用"或"寒因寒用"之法，以祛除偏盛至极的阴邪或阳邪。

补其不足以至衡

在讨论过"损其有余"之后，有的读者会问当人体阴阳偏衰时该采用什么方法呢?

当然是补其不足。针对病机变化而补其不足之正气,临床有阴病治阳,阳病治阴;阴中求阳,阳中求阴;阴阳双补三种情况。

阴病治阳,阳病治阴。对阳虚不能制阴导致阴盛而出现的虚寒证,采用补阳的方法治疗;对阴虚不能制阳导致阳亢而出现的虚热证,采用滋阴的方法治疗,有时也称之为"壮水之主,以制阳光"。

阴中求阳,阳中求阴。在治疗阳偏衰时,会在扶阳中佐以滋阴,使"阳得阴助,而生化无穷",即阴中求阳;治疗阴偏衰时,在滋阴中佐以助阳,使"阴得阳升,而泉源不竭",即阳中求阴。

阴阳双补。人体内阴阳相互依存,故阴虚可累及阳,阳虚可累及阴,最终出现阴阳两虚的病证,当阴阳双补。但要分清主次,以阴虚为主者,应补阴为主兼以补阳;以阳虚为主者,当补阳为主辅以补阴。

修理人体小马达——气

如果气血出现问题,中医如何根据气血失调病机确立治疗原则的?

首先是气。当气不足则需要补气，运行障碍就需气。气的主要来源是先天之精气、水谷之精气和自然界的清气，与肾、脾、胃、肺等的生理功能状态有关。补气时，应注意调补其相关脏腑，尤重补脾胃之气。

当气机紊乱时，应根据病机予以相应的调理方法。如气滞则疏，气陷则升，气逆则降，气脱则固，气闭则开。同时，要顺应脏腑气机的升降规律，如肝气宜疏、脾气宜升、胃气宜降等选择应用。

修补人体的能源——血

当血液不足或血的濡养功能减退时需要补血，血的运行出现障碍时则需要理血。心主血、肝藏血、脾胃为气血生化之源、肾精可化为血，故血虚多与心、肝、脾、胃、肾等脏腑密切相关，治疗时当以补血为主，且注意调补上述脏腑的功能，尤以调补脾胃为重点。

针对血液运行失常出现的不同证候性质，予以相应的调理方法，如血瘀则行、血脱则固、血寒则温、血热则凉、出血则止等。

气血调理可兼顾

气虚可致血虚，或气血两虚，治疗以补气为主，兼顾补血养血。当因气虚或气滞导致血瘀时，中医一般会采用补气行血或理气活血化瘀的方法治疗。当出现如肝气上逆，血随气逆，导致昏厥或咯血这种气机逆乱，血行也随之逆乱的情况时，治疗则宜选用降气和血的方法。

气虚同时可导致血离经脉而出血，治宜补气摄血。因气能行血，故在治疗血脱时，常于止涩固脱药中伍以益气药，取益气固脱之意。血虚气亦虚，血脱可导致气脱，治疗急宜补气固脱。

步调一致共和谐——调整脏腑

人体是一个有机的整体，五脏六腑的功能活动不是孤立的。脏与脏、脏与腑、腑与腑之间，在生理上相互协调，在病机上相互影响。一脏有病可影响到他脏，他脏有病也可以影响到本脏。因此，在治疗脏腑病变时，既要考虑一脏一腑阴阳气血的盛衰，又要注意调整各脏腑之间的关系，使之重新恢复平衡状态，以维持内环境的统一。

知五行治五脏

根据五行母子补泻学说和五脏相关学说，"虚则补其母，实则泻其子"。当五脏中任何一脏发生病变时，通过补其母或泻其子的方法，达到间接补泻本脏的目的。对五脏虚证，采取"虚则补其母"的方法，如滋水涵木、益火补土、培土生金、补脾益肺等；对五脏实证，采取"实则泻其子"的方法，可用肝实泻心、心实泻胃法取效。

知表里治脏腑

脏病治腑是说脏与腑相表里，当五脏出现病变时，通过治腑而达到治脏的目的。如心与小肠相表里，心火上炎之证，可通利小肠，使心经之热从下而出，心火自降。

腑病治脏是说当六腑出现病变时，通过治脏而达到治腑的目的。如肾合膀胱，膀胱气化功能失常，水液代谢障碍，通过补肾而增强膀胱气化功能。又如肺与大肠相合，若当腑气不通引起的大便秘结，可通过宣降肺气，使腑气得通，大便自畅。

有时需要脏腑同治，治脏病时兼顾治腑，治腑病时兼顾治脏。如脾与胃，脾主运化，胃主受纳，纳运相得；脾主升清，胃主降浊，升降相因；脾喜燥而恶湿，胃喜润而恶燥，燥湿相济。所以，脾病常伤及胃，胃病常伤及脾，临床上当脾胃同治。

脏腑治疗分虚实

虚则补脏。五脏藏精气而不泻，以藏为主。若五脏虚，自当补脏，而六腑之虚亦可借补脏以扶正。如脾气虚而致的食少、腹胀、便溏，必须健脾益气。

实则泻腑。六腑传化物而不藏，以通为用，以降为和。六腑之实证可泻腑以祛邪，五脏之实证亦可借泻腑以祛邪。如阳明热结可用承气汤以荡涤胃肠之实热；肝胆湿热可清泄肠道，渗利小便，使湿热从二便而出。前者是腑实泻腑，后者为脏实泻腑。

各形体官窍与五脏通过经络紧密联系。从生理上讲，形体官窍的功能依赖于五脏，从病机上讲，局部形体官窍的病变可以通过调整内脏的功能进行治疗。如肝开窍于目，对眼病虚证、实证，分别采用补肝养血法或清肝泻火法；又如肾在窍为耳，耳鸣耳聋者，多与肾精亏虚有关，往往采用补肾填精法治疗。

神清气爽颐天年——调摄精神

调摄精神，是指医者以语言疏导，精神安慰，以情制情及药物、针灸等各种手段帮助患者调整精神状态，舒畅情志，达到治愈疾病、恢复身心健康之目的。中医学不仅重视形体的调养，还特别重视精神的调养，使之精神愉悦，气力充沛，益寿延年。这对于减少不良的精神刺激和过度的情志变动，防止或减少疾病的发生，具有非常重要的意义。所以《素问·上古天真论》指出："精神内守，病安从来。"因此，调摄精神不仅是养生和防病的重要原则，也是治疗疾病的基本原则。

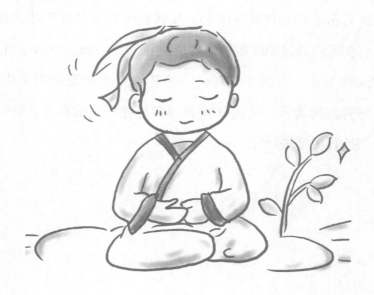

三因制宜

我们来自不同的地区，拥有不同的身体状态，看病治疗时处于不同的时间段，因此，治疗疾病时要根据季节、地区，以及人体的体质、性别、年龄等不同而制定相宜的治疗方法，三因制宜是因时制宜、因地制宜、因人制宜的统称。

因时制宜，即根据不同时间节律变化和不同季节气候特点，考虑治疗用药。

因地制宜，指根据不同地区的地理特点，来考虑治疗用药。

因人制宜，指根据患者年龄、性别、体质等不同特点，考虑治疗用药。因时、因地制宜，强调自然环境对人体的影响。因人制宜，强调治病时不可孤立地看待病证，还要看到人的整体和不同人的特点。

因时、因地、因人制宜的治疗原则，充分体现了中医整体观念和辨证论治在实际应用中的原则性和灵活性。由于疾病受多方面因素的影响，如时令气候、地理环境等，尤其是患者个体的体质因素，对疾病的影响更大，因此，在治疗疾病时，必须将这些相关因素考虑进去，具体问题具体分析，区别对待，以制定适当的治疗方法。只有善于三因制宜，具体情况具体分析，才能在临床上取得较好的治疗效果。

参考文献

［1］郑洪新.中医基础理论［M］.4版.北京：中国中医药出版社，2016.

［2］瞿岳云.中医入门精要［M］.北京：人民军医出版社，2008.

［3］马有度，马烈光，宁蔚夏.走好中医科普路［M］.北京：中国中医药出版社，2014.

［4］马可迅.零基础学中医［M］.南京：江苏科学技术出版社，2017.

［5］丁宇，李焱.阴阳五行汇中医［M］.北京：人民军医出版社，2012.